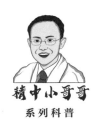

精中小哥哥
系列科普

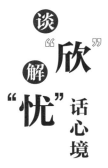

谈"欣"解"忧"话心境

主　编　占归来

副主编　李君　秦金梅　倪花　孙喜蓉

U0276586

復旦大學出版社

上海市徐汇区医学高峰学科建设项目

（心境障碍专科）（SHXH201717）

编 委 名 单

（按汉语拼音首字母排序）

闵海瑛　上海市浦东新区精神卫生中心
倪　花　上海市徐汇区精神卫生中心
秦金梅　上海市徐汇区精神卫生中心
沈亦明　上海市浦东新区精神卫生中心
史　霖　上海市徐汇区精神卫生中心
孙喜蓉　上海市浦东新区精神卫生中心
姚苗苗　上海市浦东新区精神卫生中心
杨振东　上海市浦东新区精神卫生中心
汪作为　上海市虹口区精神卫生中心
王　灿　上海市浦东新区精神卫生中心
王　琴　上海市徐汇区精神卫生中心
王　影　上海市徐汇区龙华街道社区卫生服务中心
吴宇杰　上海市徐汇区精神卫生中心
吴悦娟　上海市徐汇区精神卫生中心
夏　芳　上海市徐汇区精神卫生中心
徐　妹　上海市徐汇区精神卫生中心
徐　萍　上海市长宁区精神卫生中心
占归来　上海市徐汇区精神卫生中心
占　燕　上海市徐汇区精神卫生中心
张成芳　上海市浦东新区精神卫生中心
张　红　上海市徐汇区精神卫生中心
张　洁　上海市浦东新区精神卫生中心
周　卿　上海市徐汇区精神卫生中心
朱明环　上海市浦东新区精神卫生中心
朱　娜　上海市浦东新区精神卫生中心

序　一

人民群众对美好健康生活的向往离不开心理健康,《"健康中国 2030"规划纲要》把促进心理健康作为重要内容,全国各地积极推进,正值《健康上海行动(2019—2030 年)》发布之际,承蒙上海市徐汇区精神卫生中心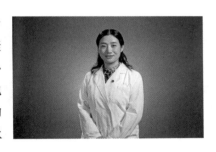占归来医生的信任,呈我先睹为快《谈"欣"解"忧"话心境》。当我一口气读完这本以问答形式介绍关于心境障碍的科普书,对其科学全面的内容、通俗易懂的语言、作者的专业水平留下了深刻印象。应主编之邀,在此简要分享自己的一些看法与体会。

心境障碍是精神科临床较常见的一种疾病,严重影响患者及其家庭生活,导致沉重疾病负担。心境障碍病程呈慢性复发性特点,需要长期疾病管理与康复治疗,患者不能只是被动接受治疗者,而要与专业人员密切合作,共同战胜疾病,做自己健康的主人。因此患者及其家属了解疾病相关的科学知识,有利于提高治疗结局,改善生活质量。本书内容系统全面,从疾病临床、治疗、康复等方面普及知识,可作为指导患者及其家属支持患者康复的自助工具。

随着现代医学模式的发展,精神卫生专业机构及专业人员的工作范围不仅局限于院内治疗疾病,针对社区人群的围绕疾病保护因素与危险因素进行疾病预防、早期发现与治疗疾病是现代医学模式必然要求。社区心理健康服务与社区疾病康复工作也是心理健康服务体系的重要组成部分。本书还介绍了心境障碍相关预防知识及诊断筛查工具,可以作为社区心理健康服务工作者的参考书。

精神卫生工作事关健康中国与人民幸福,国家及各级政府均高度重视,希望本书的出版有助于提高公众对心境障碍科学认知及心理素养,对疾病的预防与治疗康复起到积极作用。科普工作也是学术组织的重要工作,本人作为上海医学会精神医学专科分会主任委员,感谢本书主编占归来委员,以及本书所有编者长期以来对专科分会科普工作的大力支持,感谢他们为健康中国及健康上海行动做出的努力与辛勤付出。

赵敏 主任医师 博士生导师
上海交通大学医学院附属精神卫生中心
上海市医学会精神医学专科分会主任委员
2020 年 6 月

谈「欣」解「忧」话心境

序 二

心境障碍是一组以显著而持久的情感
或心境改变为主要特征的精神疾病。中国
的流行病学调查提示心境障碍的年患病率
约为 4%，具有发病年龄小、复发率高、致残
率高、自杀率高以及疾病负担重等特点。随
着我国在精神疾病临床诊治、科学研究方面
的进步，国民对于自身的精神状态及疾病知
识的需求也明显增加。为了进一步提高公
众对于心境障碍的了解，秉承不厌弃、不放
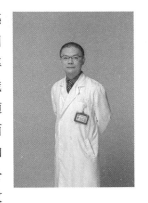
弃、不抛弃的三大原则，本书以科普的形式结合真实的临床案例撰
写公众所关注的心境障碍问题。

本书共分 11 个章节，分别从概述、流行病学及疾病负担、病因
及发病机制、临床表现及诊断、治疗、康复、护理及照护、风险因素
及预防、法律及相关事宜、其他和附录（心境障碍 ICD-10 诊断标
准、评估量表、药物介绍）等部分，为大家详细介绍了心境障碍到底
是怎么一回事。

本书内容新颖、知识面广，各章节层次分明、重点突出、言语简
单明了，既适用于广大医学生、基层医生，又适用于无医学背景等
人士的学习需求。公众通过本书，如果能早识别、接受科学的诊断
与治疗，将有助于预防高危人群起病，促进患者的社会功能恢复及

回归社会。重要的是，通过本书，希望促进公众消除误解，重视及接纳心境障碍等疾病。

本书的顺利出版，必须感谢各位编者在编撰过程中秉持专业严谨的态度，以及期望解决公众实际需求的初心。

彭代辉　主任医师　博士生导师
上海交通大学医学院附属精神卫生中心心境障碍科主任
2020 年 6 月

前　言

丘吉尔曾讲过，"心中的抑郁就像只黑狗，一有机会就咬住我不放"，"黑狗"一词便成了抑郁症代名词。随着有些影视明星和社会名人因患抑郁症自杀离世，抑郁症渐渐在大众的视野中呈现并被人熟知。世界卫生组织（WHO）预计到 2030 年前后，抑郁症将成为全球疾病负担中排第 1 位的疾病。抑郁症是最常见的心境障碍类疾病之一，心境障碍还包括双相障碍、恶劣心境、脑或躯体疾病伴发的抑郁、精神活性物质或非成瘾物质所致精神障碍伴抑郁等，而双相障碍又包含很多临床类型，因此心境障碍类疾病亚型很多，发病机制复杂，治疗也相对复杂。目前心境障碍的识别率及就诊率仍然不高。2019 年北京大学第六人民医院黄悦勤教授在 *The Lancet Psychiatry* 杂志上公布的全国精神障碍调查结果显示，在所有接受调查的人群中，仅 15％因情绪问题向专业人员咨询、求助，13％接受治疗。可见，心境障碍知识的科普宣传任重道远。

心境障碍就诊率低常与以下 3 种情况有关。①不敢看病。在国内精神病患者仍然广受歧视，进入精神病院（精神卫生中心）就诊就要戴上精神病的"帽子"，在社会上容易受到歧视，造成患者及其家人的病耻感，影响个人工作、生活和未来发展，自然患者不是万不得已很少就诊。对精神病院的恐惧，误认为进入后将会被其他精神病患者或工作人员殴打，尤其是封闭的精神科病房。②不愿看病。患者及其家属常常认为心境障碍不是疾病，是"被某种事情气出来的，出去散散心，旅旅游就好了""压力大导致，减轻压力就没事"。部分家属不能理解患者的痛苦，认为患者"气量小""比较作，无病呻吟""求关注"等，自然也不会带患者至医院就诊。③不会看病。很多人觉得自己是躯体疾病而到内科、中医科、康复科就诊，常常经过若干科室周转，最终被其他科医生建议转诊至精神科，尤其是以躯体或认知改变方面为主要表现的患者。也有很多人不知道抑郁症可以到精神科就诊，自己忍受病痛，在落后的地区不乏有"请大仙来跳大神"的迷信方式应对的。

临床工作者这些年见过各种类型的心境障碍，看过形形色色心境障碍的患者及其家属，常被询问关于心境障碍病因、治疗、康复、护理甚至与疾病相关的国家政策问题。在日常诊疗中，给每位患者的诊疗时间是有限的，尽管我们尽力解答，但从他们依依不舍离开诊室的情形，相信他们心中仍有很多疑问。临床医生的日常工作很繁忙，难以详尽解答患者及其家属的问题，进行健康教育和科普时间有限，这些都会影响患者及其家属对疾病的科学认知，进而影响就诊、复诊、依从性及疗效。这是我们编写本书的初衷。

本书系统介绍了心境障碍这类疾病，内容包括概述、病因、流行病学、临床表现、诊断、治疗、康复、护理及照护、法律政策等。本书通过向临床医生、患者及其家属、社区居民、学校老师等征集与疾病相关的常见疑问，以问答形式由编委——释疑解答，编委们都是有相关工作经验的医护专家，语言力求通俗易懂，基本涵盖了心境障碍患者及其家属关注的常见问题。限于专业水平及科普能力，一些问题和困惑不能详尽表述，不尽如人意之处，请患者、同道们理解和包涵。

本书是集体智慧的结晶，感谢上海市徐汇区卫生健康委员会、上海市医学会精神卫生分会、上海市医师协会精神科医师分会、上海市医院协会精神卫生中心管理专委会的指导,感谢上海市徐汇区精神卫生中心的同事们共同努力,感谢兄弟单位上海市浦东新区精神卫生中心、上海市虹口区精神卫生中心、上海市长宁区精神卫生中心、上海市龙华街道社区卫生服务中心、江苏省如皋市精神病防治医院、复旦大学上海医学院司法鉴定中心的同道们共同参与,感谢编委们认真细致的编审工作,感谢上海市精神卫生中心赵敏教授、彭代辉教授的指导,感谢复旦大学出版社编辑贺琦老师的支持。现在,这本《谈"欣"解"忧"话心境》终于可以和大家见面了。我真心希望本书能够帮助广大的心境障碍患者及其家属!

上海市徐汇区精神卫生中心
2020 年 6 月于上海

目　　录

目

录

谈『欣』解『忧』话心境

第六章　康复 ·············· 097

目录

目
录

谈「欣」解「忧」话心境

目

录

谈「欣」解「忧」话心境

第一章　概　述

1. 心境障碍是什么意思？有哪些表现？

心境障碍又称情感性精神障碍，是指由各种原因引起的，以显著而持久的情感或心境改变为主要特征的一组疾病。临床上主要表现为情感高涨或低落，伴有相应的认知和行为改变，可有幻觉、妄想等精神病性症状。多数患者有反复发作倾向，每次发作多可缓解，部分可有残留症状或转为慢性。

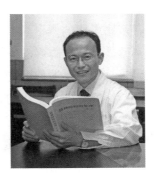

心境障碍可分为抑郁障碍与双相障碍 2 个疾病亚型：①抑郁障碍是最常见的心境障碍，以显著而持久的心境低落为主要临床特征，且心境低落与其处境不相称。常见类型主要包括抑郁症、恶劣心境、脑或躯体疾病伴发的抑郁、精神活性物质或非成瘾物质所致精神障碍伴抑郁等。②双相障碍是指既有躁狂或轻躁狂发作，又有抑郁发作的一类心境障碍。其躁狂发作与抑郁发作不是 2 个独立疾病，而是同一疾病的 2 个阶段，双相障碍一般呈发作性病程，躁狂和抑郁常反复循环或交替出现，但也可以混合方式存在：在躁狂发作时，表现为情感高涨、言语增多、活动增多；而在抑郁发作时则出现情绪低落、思维缓慢、活动减少等症状,每次发作症状往往持续相当时间(躁狂发作持续 1 周以上,抑郁发作持续 2 周以上),并对患者的日常生活及社会功能等产生不良影响。

(占归来)

2. 为什么我会患心境障碍?

心境障碍目前病因未明,现有的研究发现可能的发病机制涉及遗传、神经生化、神经内分泌、神经电生理、神经影像、神经发育及社会心理因素等各个方面。相关家系的研究发现心境障碍先证者亲属患病的概率高出一般人群 10～30 倍,血缘关系越近,患病率越高。心境障碍的发病存在较突出的遗传易感性,其中双相障碍是具有最高遗传度的精神疾病之一。同时,发现应激性生活事件与抑郁症的关系更为密切,长期的不良处境,如家庭关系破裂、事业挫折、贫困、慢性躯体疾病持续 2 年以上等都与抑郁症的发病密不可分。一般来说,遗传易感性与早年的负性生活事件造成了个体素质的"缺陷",这种"缺陷"构成了具体个体的易损性表型。进入成年期以后,当个体遭遇应激时,就会导致其神经递(调)质系统、神经内分泌系统以及神经免疫系统等发生失衡性改变,并最终出现临床抑郁或躁狂发作。

(占归来)

3. 生这个病的人多吗?

由于心境障碍这个疾病概念、诊断标准、流行病学调查方法和调查工具的不同,所报道的患病率相差甚远。根据 1982 年国内在 12 个地区开展的精神疾病的流行病学调查,心境障碍终身患病率为 0.076%(29/38 136),时点患病率为 0.037%(14/38 136);抑郁性神经症的患病率为 0.311%，而且农村（0.412%）高于城市（0.209%）。1992 年又对上述的部分地区（全国 7 个地区）进行了复查，发现心境障碍的终身患病率为 0.083%（16/19 223），时点患病率为 0.052%（10/19 223）。新近一项来自江西的 11 个城市调查报道显示，抑郁症（包括抑郁发作和恶劣心境）的时点患病率为 0.95%，总患病率为 1.15%。世界精神卫生调查委员会 2004 年报道 14 个国家的 15 项调查结果，各国心境障碍的年患者率为 0.8%～9.6%，其中美国最高，尼日利亚最低，远远高于中国报道的数字。目前国际上比较公认的心境障碍初次发病高峰年龄通常在 15～19 岁，终身患病率为 1.6%～6.4%。

（占归来）

4. 抑郁症时间长了，会不会变成精神分裂症？

精神分裂症的早期可出现抑郁症状，或在精神分裂症恢复期出现抑郁，类似于抑郁发作。但是，并不是说抑郁症会变成精神分裂症，两者还是存在区别。比如：①情感表达方面，抑郁症与精神分裂症的情感表达方式是不同的。抑郁症患者在就诊时，给人的第一印象是很痛苦，愁眉苦脸，垂头丧气，忧心忡忡；精神分裂症患者由于存在严重的情感障碍，就诊时多表现为茫然、淡漠、木僵，无论医生怎样引导发问，患者或者不作答，或者答非所问。②思维内容方面，抑郁症与精神分裂症有着重要区别，抑郁症患者的主要临床表现是有消极悲观的意向，如困难、挫折、失败、患病、自责、自罪、自杀等不良念头，这些意念在抑郁症患者身上，可达到近似于妄想的程度，但与精神分裂症的妄想症状仍有不同；精神分裂症以被害妄想、原发性妄想为主，思维经常不连贯。③行为方面，精神分裂症患者常表现为语言凌乱，行为怪异；抑郁症患者表现为行动缓慢，不愿做事，不想做事，其不言不语不动会伴有痛苦抑郁情绪。

因此,抑郁症与精神分裂症是不同类疾病,抑郁症不会变成精神分裂症。

（占归来）

5. 抑郁症离我们有多远?

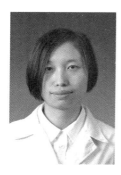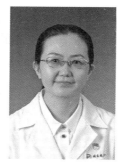

这绝不是耸人听闻,演员张国荣、歌手陈琳、演员贾宏声、韩国演员李恩珠、演员尚于博、艺人乔任梁等都因抑郁症而结束了自己年轻的生命。一条条鲜活的生命消逝,让我们意识到抑郁症已经像是某种"流行病",悄无声息地带走身边的人,也再次唤起人们对抑郁症这一"隐形杀手"的关注。

WHO 的调查显示,抑郁症的患病率呈现快速上升趋势,目前全球约有 3.5 亿抑郁症患者,终身患病率为 10%～20%,预计到 2020 年抑郁症将成为全球疾病负担仅次于心脏病的人类第二大疾病。抑郁症的高发病、高复发、高致残的特点,已严重困扰着人们的工作、学习、生活和日常人际交往。抑郁症是一种非常严重且普遍的精神疾病,中国健康教育中心心理健康调查结果显示:超过50%的职业人群处于抑郁状态。2014 年 *Nature* 杂志报道了全球抑郁症流行病学情况,其中中国抑郁症患病率为 3.02%。若以3%的普通人群患病率推算,14 亿中国人中约有 4 200 万抑郁症患者,但真正接受抗抑郁有效治疗的比例不足 10%。由此可见,极低的就医率可能是导致高自杀率的重要原因之一。正视抑郁症并对其进行有效的治疗,才是减少疾病所带来伤害的最有效途径。

(朱　娜　孙喜蓉)

6. 抑郁症真的无法战胜吗?

首先强调,这只是一场心灵的"感冒"。

面对身患抑郁症的人,如果劝他"你想开点就好了""真不知道你怎么想的,总是钻牛角尖""坚强点儿,有什么大不了的?""你能不能不这么矫情?"这样的评判和指责对患者来说是多么的苍白无力,不但不能缓解患者心理的痛苦,而且可能会雪上加霜。

正确对待抑郁症,才能迅速战胜这条"黑狗"。

从患者角度来说,自己或是亲人一旦出现抑郁症状,要立即采取行动,不能拖延。首先到正规的医院接受综合检查和系统的治疗,要配合医生,不能擅自加减或改变药物服用。

从医学工作者角度来说,抑郁发作只是一场心灵的"感冒",只是这场"感冒"不像身体感冒那样,都是看得见的症状,它的普遍性表现在精神层面上。当然,抑郁症也分为轻度和重度:轻者如感冒一样,当事者通过积极的自愈机制而得以修复,约有 1/3 患者不治疗,最后也会逐渐痊愈;重者,可能会出现其他严重问题,甚至出现消极自杀,这时需要借助医生的帮助。正是因为抑郁症的隐匿性,潜在的危险才更大,更应该受到关注。建议患者及时就诊,在医生的指导下进行康复治疗。

(朱　娜)

7. 双相障碍是一种严重精神疾病吗?

从患病率来看,双相障碍的患病率比较高。根据西方发达国家 20 世纪 70～80 年代的流行病学调查显示,双相障碍终身患病

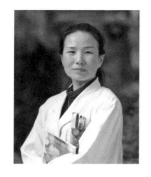

率为 3.0%～3.4%,90 年代则上升到 5.5%～7.8%。美国共病再调查数据显示,双相障碍谱系终身患病率为 4.4%,双相障碍Ⅰ型、双相障碍Ⅱ型和阈下双相障碍的终身患病率依次为 1.0%、1.1%和 2.4%。WHO 协调的世界心理健康调查计划纳入美洲、欧洲和亚洲的 11 个国家(中国深圳市参加),报道双相障碍Ⅰ型、双相障碍Ⅱ型和阈下双相障碍的终身患病率依次为 0.6%、0.4%和 1.4%,12 个月患病率依次为 0.4%、0.3%和 0.8%。其中,中国深圳的双相障碍Ⅰ型、双相障碍Ⅱ型和阈下双相障碍的终身患病率依次为 0.3%、0.2%和 1.0%,12 个月患病率依次为 0.2%、0.2%和 0.8%。

从疾病的特点及对个体的影响角度来说,双相障碍常表现为躁狂和抑郁反复循环,或者表现为两者的混合状态,复发率较高,停药后 1 年内复发率达 40%,多次发作后会出现发作频率加快、病情趋向慢性化。长期、反复的发作,使患者的学习、工作、生活能力减退,生活质量、家庭和社会功能都造成了很大影响;长时间处于不同的情绪波动之中,使双相障碍患者具有相当高的自杀成功率,25%～50%的双相障碍患者有过自杀行为,11%～19%自杀身亡;此外,双相障碍患者常共病许多其他精神、躯体疾病,如人格障碍、酒滥用、焦虑障碍、肥胖、糖尿病等,终身共病率高达 50%～70%,共病问题使双相障碍的疾病过程更加复杂化。

因此,双相障碍具有高发病、高复发、高致残等特点,是一类严重危害患者身心健康和社会功能的精神疾病。目前,双相障碍已作为一种主要的精神疾病被纳入上海市精神卫生管理系统以进一步加强管控。

(秦金梅)

8. 小心这些"看不好"的毛病，可能是"心病"吗？

10 年前，65 岁的赵阿姨因为家庭变故搬新家后，一直感觉疲劳乏力、胸闷心慌，有时喘不过气，甚至觉得肩颈部紧绷得厉害，对什么事情都提不起兴趣，总是郁郁寡欢、心情糟糕。她和家人都以为得了心脏病，10 年中在上海各大医院心内科、呼吸科和骨科求诊，实验室检查、心超检查、血管造影、CT、磁共振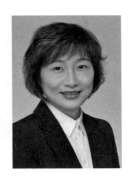等检查做了一大堆，只是发现一些血脂升高、阵发性期前收缩（早搏）的问题。服用药物后，血脂指标控制了，期前收缩也消失了，但是症状依然没有任何减轻。赵阿姨觉得自己得了"看不好"的毛病，看病花了十几万元也毫无效果，心情更加低落。在万般无奈的情况下，经综合医院身心结合门诊转诊到精神科，明确诊断"中度抑郁伴躯体症状"，给予治疗后，症状很快得到改善。起初，她不能接受自己得了"精神病"的结果，抱着试一试的心态服用了药物，结果 1 个月后身体状况真的有了改善，于是积极配合心理治疗，接受心理咨询。现在治疗 1 年，以前的症状基本没有了，每日的心情变好了。赵阿姨逢人就说，这个"看不好"的毛病原来是"心病"。

在综合性医院的疑难病例和全科诊室，经常会遇到一些患者说自己得了"看不好"的毛病，吃饭不香、睡觉不好、浑身不适，还有一些主诉自己长期受到胸闷、心慌、气短、恶心呕吐、莫名发作又消失的疼痛等各种各样的病痛折磨，跑了好多大医院，看了很多大牌专家教授，全面检查做了一轮又一轮，但还是没有发现明显异常，作不出确切的医学诊断。医生也只能"头痛医头、脚痛医脚"，给予对症处理，或者开一点中成药，以期改善症状。但是，患者的症状不但没有减轻,有的反而加重,甚至不断出现新的不适症状,这样就被误认为是"看不好"的毛病,是"疑难杂症",导致反复就医,不断检查。这样,不仅占用大量医疗资源、增加医疗费用、加重经济负担,还给患者带来精神和躯体的双重痛苦。

这些"看不好"的病,到底是什么呢?在精神科被称为"躯体化症状""躯体化"等,常伴有明显的抑郁和焦虑情绪;在 ICD－10 诊断标准中,心境障碍、轻中度抑郁症中也有伴躯体症状的诊断类型;甚至一些隐匿的抑郁和焦虑以躯体症状为首发症状。

躯体化症状的临床主要表现是患者陈述多种、反复出现或者经常变化的躯体不适症状,可涉及身体的任何部位或者器官,各种医学检查均不能证实有任何器质性病变足以解释其躯体不适症状;同时,由于真实感受到的躯体不适,无视反复检查的阴性结果,出现反复的就诊行为。

躯体化症状与个性特征、神经生理、心理社会因素等密切相关,症状的出现、病情变化和持续时间与心理或不愉快的生活事件、困难或冲突存在一定相关。躯体化症状形成过程比较隐秘,患者一般不容易察觉,或者并不承认心理问题,在综合性医院的多次求诊,也很难得到合理、有效的治疗,从而导致症状长期不能得到改善、迁延不愈。

躯体化症状可涉及身体的任何系统(消化、神经、呼吸、循环、运动、内分泌、泌尿和生殖系统),常见的症状如下。

神经系统:失眠、神经衰弱、头痛、头晕等,以及一些皮肤感觉症状或者疼痛症状等。

消化系统:腹痛、腹泻、恶心、呕吐或反胃、腹胀或胀气,嘴里无味或者舌苔过厚,大便次数多、稀便或者水样便。

循环系统:胸闷、胸痛、心动过速等。

呼吸系统:呼吸不畅、憋气、哮喘、气短、胸痛等。

运动系统：肢体或关节疼痛、麻木或刺痛感。

内分泌系统：甲状腺功能亢进（甲亢）、甲状腺功能减退（甲减）、甲状腺结节等。

泌尿系统：尿频、尿不尽、排尿困难等。

生殖系统：生殖器或其周围不适、异常或有大量的分泌物，痛经等。

由于躯体化症状多与情绪、心理因素相关，但以躯体症状为主要表现形式，人们常常重视身体疾病，而忽视了真正的根源——抑郁、焦虑和情绪心理问题。很少有人走进精神病专科医院，即使经过躯体化障碍的量表评估后，得到专业医生的诊断，一时也难以接受患上了"精神疾病"的结果，药物治疗的依从性因而受到影响，患者往往不愿意接受心理治疗或者心理咨询。所以，这一类心身结合的疾病尤其需要引起大家警惕和重视。

广大患者如果得了"看不好"的毛病，一定要警惕可能是"心病"。

（金勤华）

第二章　流行病学及疾病负担

　　1. 哪些人群容易得抑郁症？

　　通常来说,抑郁症多于 20～30 岁起病,女性多于男性,各个群体中都有发生,但也要注意在一些特定人群中容易发生的抑郁症。

　　(1)老年抑郁症　进入老年期,身体功能日趋衰退,大脑功能也发生变化,视觉、听力减退,反应、行动迟缓,生理上疾病增多,面临衰老和死亡带来的丧失和恐惧,在老年人的心理上经历着很多变化。对生活悲观绝望,觉得自己没有用了,是家庭的累赘和负担,活着毫无意义,以前的兴趣爱好不再有吸引力,不愿见人,人际关系疏远,或者检查不出明显异常的身体不适,易烦躁好发脾气,认知功能迅速、明显减退等,出现这些情况时要警惕老年抑郁症的发生。

　　(2)儿童青少年抑郁症　近年来,在儿童青少年群体中,抑郁情况也越来越常见。一方面与遗传的易感因素、儿童青少年心理调节能力尚未成熟等有关;另一方面也与时代背景下发生变化的社会环境因素有关。偏远乡村,父母进城打工,留守儿童面临与父母分离、失去家庭欢乐、孤独等;学业阶段的儿童青少年,有来自父母、社会的考试、升学压力等。抑郁障碍在儿童的发病率约为2%,在青少年中为 4%～8%。由于儿童青少年描述自身情绪及感受能力尚不充分,抑郁通常通过行为来表达,如对游戏兴趣丧失、不愿上学、伙伴关系不良、各种躯体不适、厌烦、孤僻、愤怒等。

（3）孕产期抑郁症　部分女性怀孕或分娩后一段时间内出现严重的抑郁发作，可能原因如下。①生理因素：激素分泌紊乱，女性在怀孕时，雌激素水平升高，而孩子出生后，雌激素水平迅速降低；下丘脑-垂体-肾上腺轴功能失调，甲状腺激素水平异常等。②心理社会因素：孕期应激压力大、家庭中的性别歧视、无法应付产后的生活等。

（4）更年期抑郁症　更年期是女性经历的一个重要阶段，更年期女性的卵巢功能逐渐减弱，身体上容易出现失眠、易疲劳、潮热等不适。在这种情况下就更容易受到抑郁症的困扰，很多女性会在这个阶段出现情绪低落、无精打采等表现，要密切注意情绪的变化，及时发现抑郁症的发生。

（秦金梅）

2. 汉族人比其他民族容易患双相障碍吗？

到目前为止，还没有明确的研究证据表明汉族比其他民族容易患双相障碍。研究表明，不同国家或地区、不同的种族与文化背景之间，双相障碍的发病率、患病率和表现形式非常相似。这些资料提示，双相障碍可能是独立于这些外部环境因素而发病的。

有部分学者对汉族双相障碍患者进行了研究，得出一些汉族双相障碍患者的可能易感因素。柳文华等对中国西北地区汉族人群 5-羟色胺 2A 受体启动区多态性与心境障碍发病、性别、症状、自杀的相关性进行了研究，应用聚合酶链反应（PCR）的 DNA 扩增技术测定 160 例患者（包括单相抑郁症和双相障碍-抑郁相）和 160 例正常对照人的 5-HTR2A 的基因型和等位基因。结果表明：中国西北地区汉族人群 5-HTR2A（-1438A/G）的基因多态性与心境障碍的发病相关，主要是与单相抑郁症相关；A/G、G/G

的基因型可能是心境障碍的易感基因型,G 的等位基因可能是心境障碍的易感基因。隋净净等对汉族人群磷酸二酯酶－4A 基因单核苷酸多态性与双相障碍进行了关联分析,对 432 例双相障碍患者(病例组)和健康人对照 569 例(对照组)采用荧光实时定量 PCR 技术,分别检测病例组和对照组 PDE4A 的 rsl057738 和 rs7256672 的基因型和等位基因。得出结论:PDE4Arsl051738 与双相障碍存在关联,可能是具有标志性意义的功能位点。张晨等对锌指蛋白 804A 基因与中国汉族双相障碍及其亚型进行了关联分析,采集双相障碍患者 746 例和 762 例健康对照者的外周血并提取 DNA,使用 SNaPshot SNP 基因分型技术对其 rs1344706 位点进行分型。得出结论:rs1344706 位点多态性与中国汉族双相Ⅰ型存在关联,ZNF804A 基因可能是中国汉族双相Ⅰ型发生的易患基因。

(秦金梅)

3. 儿童会不会得抑郁症?

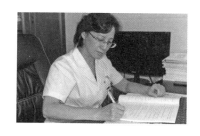

随着工作压力的逐渐增大,患抑郁症的人越来越多,儿童也会患抑郁症。很多人不明白儿童患抑郁症的原因。那么,儿童为何会患上抑郁症?

(1) 儿童患抑郁症的原因

1)失去双亲的疼爱:有些儿童从小就没有父母,失去父母的疼爱,如父母离异、丧亡、不和等。这对儿童来说是一个很大的阴影,对儿童的成长也是有害的,这些大的家庭动荡会给儿童幼小的心灵蒙上阴影,使儿童很容易患上抑郁症。

2) 被抛弃、蔑视:有些儿童小的时候就没有了父母的疼爱,常常感到很自卑,受到了同龄孩子的蔑视,说他们是没有爸爸妈妈的小孩,心理长期自卑,抑郁成疾。这些儿童大多是被遗弃或残疾、低能儿童。

3) 遗传因素:家中有抑郁症患者的家属应注意,有些儿童患有的抑郁症是遗传的。大多在受到急剧和严重的精神刺激后引起,所幸症状持续时间不长,恢复较快。

（2）儿童抑郁症的症状表现

1) 急性抑郁反应:表现为惊恐、绝望、伤心流泪、不进食、失眠、夜惊、做噩梦等。

2) 身体不舒服:常见胃肠道症状,如呕吐、腹部不适、厌食等,极易发生误诊。

3) 慢性抑郁反应:情绪持续低沉、抑郁、悲观、寡欢,经久不愈。

（李春梅）

4. 患双相障碍有性别区分吗？有人说男性容易躁狂、女性容易抑郁,是这样的吗？

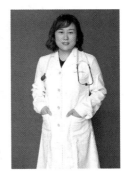

双相障碍不同性别的患病率与其分型密切相关。双相障碍的临床表现为躁狂发作,或抑郁发作和躁狂发作交替发生。躁狂发作根据发作的程度分为轻躁狂发作和躁狂发作。2013 年发表的《美国精神疾病诊断和统计手册(第 5 版)》(DSM－5)根据躁狂发作和抑郁发作的组合不同、严重程度不同,将双相障碍划分为双相Ⅰ型障碍(包括躁狂发作、轻躁狂发作和躁狂抑郁发作 3 种形式)、双相Ⅱ型障碍(包括轻躁狂发作和抑郁发作)。

双相障碍主要发病于成年人早期,其中双相Ⅰ型男女患病机会均等,性别比约为1∶1;而快速循环、双相Ⅱ型则以女性常见。男性患者多以躁狂发作的形式发病,病程中也更易出现躁狂发作;而女性患者首次发作大多表现为抑郁发作,或病程中更多出现抑郁发作和混合发作,持续时间较长,且更易在更年期和产后发作。这种差异可能与内分泌系统(如性腺和甲状腺)功能紊乱等多种因素有关。因此,经前紧张综合征、产后抑郁、闭经或多囊卵巢综合征是双相障碍发病的危险因素之一。

（徐　萍）

5. 患了双相障碍还会患其他精神疾病吗?

会的。双相障碍与其他精神障碍共病较高,至少50％的双相障碍患者另有一种其他精神科诊断。这使得双相障碍的表现更加复杂化,也是造成临床误诊、漏诊的原因之一。同时共病对双相障碍的病程和预后产生很多不良影响,必须重视。据有关研究报道,双相障碍共病其他精神障碍的比例高达90％以上,双相障碍与焦虑谱系障碍共病最为常见,共病率约为74.9％;其次是物质滥用障碍,共病率为42.3％;双相障碍与冲动控制障碍的共病率为62.8％。双相障碍与边缘型人格障碍共病率为20％,明显高于其他人格障碍;双相障碍与强迫谱系障碍的共病率为20％,且共病强迫谱系障碍的双相障碍患者的治疗是一个临床挑战,也是最难以处理的共病之一。双相障碍与其他精神疾病的共病可明显增加症状的负担,包括较高的精神病风险,精神病性症状出现的年龄较早,更差的疗效与较多的治疗抵抗,生活质量受损,增加自杀观念和行为,以及增加物质滥用风险,等等。

（徐　萍）

6. 双相障碍和焦虑共病最为常见,具体情况怎样?

双相障碍常常与其他精神及躯体疾病共病,其中与焦虑谱系障碍共病最为常见,共病率约为 74.9%。焦虑谱系障碍可导致自杀、酒精和药物滥用的风险增加,通常使得双相障碍的治疗更加困难。共病焦虑谱系障碍的双相障碍患者主要存在以下特点:①共病焦虑障碍的双相障碍患者发病年龄更早,平均为 15.6 岁,而无焦虑障碍共病的患者发病年龄为 19.4 岁;②有焦虑障碍共病的双相障碍患者其心境波动更加频繁,容易出现快速循环发作;③共病焦虑障碍使双相障碍患者的自杀未遂、自杀观念风险增加 1～1.5 倍,且自杀与药物、物质滥用之间形成恶性循环;④共病焦虑障碍的患者,对心境稳定药物的反应较差,常需 3 种以上药物联合治疗,临床疗效不佳,缓解期短,生活质量和社会功能受损更明显。

(徐 萍)

7. 双相障碍患者患心脑血管疾病及糖尿病概率比普通人群高吗?

双相障碍患者患心脑血管疾病及糖尿病风险的确较普通人群高。目前,对于成年患者研究发现,双相障碍常见躯体共病为心血管系统疾病、内分泌疾病(如糖尿病、肥胖、代谢综合征)、疼痛障碍、自身免疫性疾病等。双相障碍与心血管系统疾病的相互关系研究发现,前者是后者发病与进展的危险因素,而双相障碍患者共病心血管系统疾病是增加其死亡率的主要原因。国外研究也发现双相障碍患者最常见共病的躯体疾病为心血管系统疾病,其中高血压占 35%,且有研究认为双相障碍共病心血管疾病与年龄有关,在年龄较大的患者中更要关注。研究表明,在控制焦虑、肥胖、吸烟以及糖尿病等危险因素后,双相障碍患者最常见的心血管系统疾病共病仍是高血压。国内针对门诊及住院的情感障碍患者的调查也显示,双相障碍的躯体疾病共病为 46.2％,其中高血压最常见,为 25.0％。同时,双相障碍共病代谢综合征亦相当常见,是普通人群的 1.6～2.0 倍。流行病学调查研究显示,代谢异常将导致双相障碍标准死亡率提高 1.9～2.1 倍,而代谢综合征也会增加疾病的严重程度和自杀风险。国内调查显示,双相障碍患者中糖尿病的共病率高达 15.4％。

(徐　萍)

8. 我是一名学生,患双相障碍对学习有什么影响?

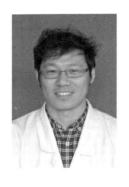

双相障碍对学习的影响主要体现在对认知功能的影响,主要分为以下 3 个方面。

(1) 症状对学习的影响　双相障碍的发作,又分为轻躁狂发作、躁狂发作与抑郁发作。在轻躁狂相的时候,患者的注意力增强,思维活跃,联想加快,记忆增强,一定程度上对学习是有利的。但是,发展到躁狂相,患者主动和被动注意力均有增强,但不能持久,容易被周围事物吸引而转移;记忆力虽有增强,但无法抑制,多变动,常常充满细节琐事;极度兴奋时,思维奔逸,行为紊乱而无目的指向,甚至出现意识障碍。抑郁相的时候,患者存在明显的认知功能损害。这些损害涉及近事记忆下降、反应时间延长、抽象思维能力差、语言流畅性差、思维灵活性减退等多个方面。

(2) 治疗对学习的影响　双相障碍的治疗药物主要包括情感稳定剂、抗抑郁剂、抗精神病药物以及苯二氮䓬类等。这些药物在治疗的同时,具有一定的镇静作用,对患者认知功能也有一定的影响。还有一部分患者因为药物不良反应,或者对疾病的认识不够,不按规律服药,反复换药,导致频繁复发,长期得不到有效康复,影响学习的安排。

（3）其他　研究表明,抑郁症首发患者治疗后认知功能明显提高,认知障碍改善与临床症状缓解存在相关性,治疗后仍有少部分患者的记忆功能未恢复到正常水平。稳定期双相障碍Ⅰ型患者存在明显的注意、记忆和执行功能损害,并与临床特征无明显相关或相关性不强。早发和晚发双相障碍Ⅰ型患者稳定期仍存在多个维度的认知损害,前者的损害可能更广泛、更严重。

由此可见,提高人群对双相障碍的认识,早发现、早治疗,及时选择合适的治疗方案是非常重要的,只有坚持全病程治疗,才能维持长期的稳定,恢复社会功能,这样对学习的影响才是最小的。

（杜　　鹏）

9. 双相障碍的患者,寿命会缩短吗?

英国牛津大学的研究人员在一项研究中指出,严重的精神疾病会导致患者减少 10～20 年寿命,超过烟草对人类寿命造成的影响。该研究结果发表在《世界精神病学》杂志,研究人员从中抽取造成减寿的主要精神疾病的范围,其中双相障碍为 9～20 年,慢性抑郁症为 7～11 年。对比而言,重度吸烟(每日吸烟超过 1 包)所导致的寿命减少为 8～10 年。由丹麦哥本哈根精神病学中心的 Lars Vedel Kessing 等的研究结果显示,双相障碍患者的预期寿命虽较一般人群显著减少,但并未达到先前所报道的程度。另外,双相障碍患者损失预期寿命的进程自早年即已开始。

双相障碍患者寿命的缩短,是由多种原因造成的,主要来自以下 3 个方面。

（1）来自疾病本身　双相障碍患者常常有冲动、鲁莽,容易做出高危险的行为,从而发生意外死亡;他们在抑郁相的时候,常常消极自伤甚至出现自杀的行为。

（2）精神科的药物　临床上常见精神病药物的不良反应如下。

1）对精神方面的影响：如过度镇静、过度兴奋、意识障碍等。

2）对呼吸系统的影响：如呼吸抑制。

3）对造血系统的影响：如粒细胞缺乏。

4）对肝肾功能的影响。

5）对心血管的影响：如直立性低血压、心律失常、传导阻滞等。

6）抗胆碱能不良反应：如口干、大便干燥、尿潴留、视力模糊。

7）对代谢和内分泌的影响：如肥胖、闭经、性欲减退、糖尿病，因催乳素水平增高而出现乳房肿胀、泌乳。

8）对神经系统的影响：如药源性帕金森综合征、静坐不能、急性肌张力障碍（表现为各种奇怪动作或姿势）、迟发性运动障碍（慢性不自主运动）、恶性综合征（可出现意识障碍、急性肾衰竭，死亡率20％～30％）。

（3）有很多共病　与躯体疾病共病，如甲状腺疾病、糖尿病、脑血管疾病等；与药物或酒精滥用共病；与焦虑障碍、强迫障碍等共病。其中，药物和酒精滥用者，较易死于自杀；加上很多人虽然有身心与精神方面的问题，却没有积极接受治疗，导致寿命减少。

（杜　　鹏）

10. 一直听说抑郁症、双相障碍的致残性很高，能从专业角度介绍一下这类疾病的负担吗？

双相障碍是一种终身性疾病，有着广泛深远的、经常是破坏性的结局，既折磨患者，也给照料者带来痛苦。1990年WHO报道，全球范围非致命性疾病负担的疾病中双相障碍排在第7位，占全球总残疾损失寿命年（YLD）的3％；2002年全球疾病负担调查结果显示，双相障碍占全球 YLD 的 2.5％，仍排在非致命性疾病负担榜的前 10 位。

尽管治疗双相障碍的新药不断出现，但双相障碍患者仍继续承受着残疾、功能损害、生活质量下降、合并其他疾病或因自杀导致的死亡和不断增加的卫生服务资源占用等。较早的一项经济学研究发现，双相障碍的终身经济成本在 240 亿～400 亿美元之间，其中包括损失的薪水、照料者负担、住院费用和由于自杀损失的生产力。如果一个人在他 20 多岁时被诊断为双相障碍，并且不接受治疗的话，估计他将损失 12 年的健康、14 年有活力的工作和 9 年的预期寿命。

双相障碍疾病本身的特点是给患者及其家庭和社会带来负担的主要原因。双相Ⅰ型和双相Ⅱ型障碍的平均发病年龄分别约为 18 岁和 22 岁，是人的一生中最具活力和创造力的时期，而且从发病到第 1 次治疗或住院之间通常有 5～10 年的时间。双相障碍患者经常会看许多医生，并在正确诊断之前花许多年时间去不断寻求治疗，造成了大量的医疗资源浪费。

双相障碍的经济负担首先最直接的体现是治疗疾病的费用，包括治疗疾病的医疗费用和与治疗有关的附加费用。在美国，双相障碍患者年人均费用为 582 美元，远远大于非双相障碍患者的 33 美元，总的年诊费用双相障碍患者组是非双相障碍组的 4 倍多，而且住院费用的大部分属于双相障碍Ⅰ型（69％）。

自杀是双相障碍患者的巨大的威胁。2004 年抑郁症的社会经济负担（social and economic burden of depression，SEBOD）研究显示，我国的自杀率目前为 23.23/10 万，其中约 40％是由抑郁障碍造成。由于自杀每年导致 52 亿元人民币的损失，而美国因自杀导致每年损失高达 54 亿美元，可见双相障碍自杀造成的损失亦是不容忽视的。

双相障碍还会对家庭和照料者带来沉重负担,社会的歧视、耻辱感也同样值得重视。此外,双相障碍与强迫障碍、焦虑障碍、进食障碍等精神疾病共病问题,物质滥用的问题,都给社会带来不同程度的负担。

　　随着对治疗研究的深入,通过心理社会支持、理解和宣传运动的不断进行,双相障碍的负担是可以逐渐降低的。

(杜　鹏)

第三章 病因及发病机制

1. 什么性格特点的人容易患双相障碍?

双相障碍的患者在确诊前往往经过长时间的就诊过程,这与双相障碍的发病特征是分不开的。那么,有没有方法能早期提示诊断双相障碍呢。换言之,双相障碍患者有什么性格特点呢?

首先,从心理影响因素来看,双相障碍的患者容易冲动、自责、狂躁、抑郁等,导致其社交受损。精神世界与正常人群相比偏低,进而导致社会功能降低,加重人格特征的异常。临床观察和其他研究提示双相障碍患者比正常人外向、神经质、强迫、追求完美、开放。

其次,拥有环性气质的人也容易罹患双相障碍。他们好交往,富有同情心,多动而少幻想,对外界事物兴趣广泛。有时开朗热情、思维敏捷、积极进取、喜悦乐观;有时则郁郁寡欢、情绪消沉,可无端地突然抑郁或兴高采烈,历时数日至数周不等。很多双相障碍患者具有这种气质。

最后,是具体的人格特征。研究表明双相障碍患者所测量的病前人格和间歇期人格的测量结果没有差异,所以通常把患者间歇期获得的人格特征作为其人格特征进行研究。目前虽然没有任何确切的证据说明双相障碍的发生与某种特殊的人格障碍有关,但也有人提出具有情感旺盛性人格特征(具明显外向性格,精力充沛、睡眠需求少)者易患双相障碍(Akiskal,1996)。临床上,遇有这类人格特征的患者出现抑郁发作时,应警惕是否属于双相障碍,或是否会发展成为双相障碍。

（杜　鹏）

2. 医生,我怎么会得抑郁症,是我的脑子长得和别人不一样吗?

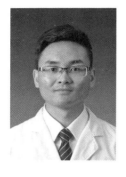

人生路漫漫,人人都会经历情绪的起起伏伏,"不开心"的体验几乎是每个人某个时刻或阶段的标配。如果在一段时间(超过2周)内总是心情苦闷,有气无力,容易伤感,不想做事,那么就可能是真抑郁了。在门诊经常遇到一些年轻的患者泪眼婆娑地哭诉:"医生,我怎么会得抑郁症,是我的脑子长得和别人不一样吗?"针对这个疑惑,有必要做出科学的解答。

随着大脑成像技术在精神科的应用,精神疾病的神经生物学研究得到了飞速的发展。结构影像技术研究发现,抑郁症患者背外侧前额叶皮质、顶上小叶、海马等部位存在体积缩小。功能影像学技术从整体脑功能的角度探索到抑郁症的大脑功能紊乱,功能性磁共振成像(fMRI)发现抑郁症患者的大脑默认功能网络异常,杏仁核与前扣带回皮质的脑区间功能连接减弱。正电子发射计算机断层显像(PET/CT)检测发现抑郁症患者腹正中区前额叶皮质血流增多,而前额叶背外侧皮质血流减少。基于以上证据,可以肯定"抑郁症患者的大脑确实存在结构性的改变"。

（朱明环　孙喜蓉）

3. 医生，我的情绪和"感染"有关吗？

人体就是一个细菌的乐园。一个成年人体内的细菌总重量大约有 1.5 kg，这些细菌的总个数至少是人体总细胞数的 10 倍。细菌的数量占到人体所有活细胞的 90%，也就是说，我们只有 10% 是"人"，其余部分都由"微生物"构成。

美国加利福尼亚大学洛杉矶分校在一项纳入了 40 例女性的研究中发现，有 7 人的肠道普氏菌属含量较高；进一步的脑影像学研究发现大脑额叶皮质和脑岛中致密灰质含量相对较少，而大脑中与情绪、感觉和注意过程相关区域之间的"连接点"较多。研究人员向她们展示人物、物体或活动的图片，观察她们的情绪反应并检测她们的大脑活动。结果发现，当展示的图片为"负面"时，"普氏菌组"表现出更多焦虑和悲痛情绪。英国研究者还发现，牛粪中一种名为母牛分枝杆菌的细菌也有助于治疗抑郁症。摄入灭活的母牛分枝杆菌可以强化人的免疫系统。研究指出，服用这种细菌制成药物的老鼠，体内会出现含有"快乐因子"之称的血清素以及多巴胺（dopamine，DA）、肾上腺素等神经传导物质，这些物质能明显减轻老鼠的焦虑和忧虑状况。

这些研究给我们一个有趣的提示：人的快乐与不快乐可能被肠道细菌承包了。也许在未来的某一天，科学家们会制造出模仿肠道给大脑传递某些信号的药物，或者仅仅是给人们一些益生菌，就能够很容易地预防或治疗精神方面的疾病。

（朱明环）

4. 什么是"快乐递质"？

提及抑郁症，我们不得不提到神秘的"快乐递质"，也就是去甲肾上腺素（noradrenaline，NE）、5-羟色胺（serotonin，5-HT）和多巴胺(DA)这 3 种单胺类神经递质。所谓"单胺类"是因为它们家族中每个成员的化学结构中都有一个"NH_3",而"递质",是指大脑庞大的神经系统工作时,在各个神经元之间传递信息的物质。研究发现 NE、5 - HT、DA 这 3 个单胺类递质与抑郁症关系最大,它们遍布于我们的整个大脑,通过相互联系,能起到调控情感、认知以及行为的作用,因而将他们三兄弟称为"快乐递质",只有三兄弟齐心协力才能让我们拥有稳定的情绪。抑郁症患者通常可以理解为单胺类神经递质活动减少、耗竭或功能紊乱,造成正性情感太少或负性情感太多。正性情感减少会导致心境低落,幸福感、愉悦感、兴趣、快乐、能量和激情等的丧失;负性情感太多不仅会导致抑郁心境,还会产生内疚、恐惧、焦虑、敌意和孤独感。DA 递质系统就如一台发动机,它的功能紊乱可能参与了正性情感的减少;5 - HT 递质系统犹如一台"吸尘器",它的功能紊乱可能会导致负性情绪过多产生;NE 递质系统则具有双重作用,它的功能紊乱可能对两个过程都有影响。

(朱明环)

5. 现代医学研究发现双相障碍患者可能存在体内一些生化物质水平异常,请问是这样吗?

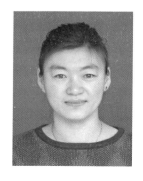

是的。双相障碍的主要病理机制可能是中枢神经系统的神经递质功能异常,包括 5 - HT、NE、DA、乙酰胆碱、谷氨酸、γ - 氨基丁酸、神经肽等。

(1) 5 - HT 5 - HT 功能活动降低与抑郁发作患者的食欲减退、失眠、昼夜节律紊乱、内分泌功能失调、性功能障碍、焦虑不安、不能对付应激、活动减少等密切相关；而5－HT功能增高则与躁狂发作有关。所以，中枢5－HT神经递质的变化和相应受体功能的改变与双相障碍的发生有关。比如，双相障碍患者尸检中发现脑脊液5－HT代谢产物5－羟吲哚乙酸水平低于正常人。双相障碍患者血小板上5－HT跨膜转运体功能减弱，血小板摄取5－HT减少，摄取5－HT上调功能减弱。

（2）NE　双相障碍患者尿中肾上腺素代谢产物3－甲氧－4－羟苯乙二醇(MHPG)较正常人降低时表现为抑郁发作，而升高时表现为躁狂发作。

（3）DA　抑郁症患者脑内DA功能降低，躁狂发作时DA功能增高。其主要依据：DA前体左旋多巴(L－DOPA)可以改善部分单相抑郁症患者的抑郁症状，使双相抑郁转为躁狂。另有报道，能阻断DA受体的抗精神病药物，可治疗躁狂发作，说明心境障碍患者存在DA受体的变化。

（4）乙酰胆碱　乙酰胆碱能与NE能神经元之间存在张力平衡，脑内乙酰胆碱能神经元过度活动，可能导致抑郁；而肾上腺素能神经元过度活动，可能导致躁狂。

（5）谷氨酸　谷氨酸是中枢神经的兴奋性氨基酸，也是海马重要的神经递质，与其谷氨酸N－甲基－D－天冬氨酸(NMDA)受体在抑郁症发生中起重要作用。研究表明，抑郁症患者的外周血谷氨酸水平显著升高。

（6）γ-氨基丁酸(GABA)　GABA是一种存在于动物体内的天然氨基酸，是一种重要的抑制性神经递质，主要存在于大脑和脊髓中，又称为舒压食品、愈疗系食品、心灵维生素、神经营养因子。GABA的功能在于提高个体对于敌意、愤怒等情绪的控制作用，低水平的GABA会削弱个体对于这些反应的抑制性，导致焦虑、抑郁情绪的增加。有研究发现双相障碍患者血浆和脑脊液中

GABA 水平下降。

（陈舒弋）

6. 神经内分泌系统和抑郁症有什么关系？

随着社会的不断进步和人们精神世界的不断丰富，抑郁症对普通大众来说早已不是一个陌生的字眼，甚至经常有年轻人自我调侃"我抑郁了"，但人们对抑郁症到底是怎么发生的却所知甚少。大脑是台庞大且复杂的生物机器，针对"情绪是如何受调控"的终极命题虽然科学家们很努力地在探索，也有了不少发现，但依然只是"盲人摸象"，仅知道一部分而已。

下丘脑-垂体-肾上腺轴（HPA 轴）是和情绪调节有关的重要神经内分泌系统，当人们面对压力时，大脑会对下丘脑发号施令，使其释放促肾上腺皮质激素释放素，刺激垂体释放促肾上腺皮质激素，促使肾上腺释放肾上腺皮质激素（糖皮质激素的一种）进入血液发挥作用。研究发现，约有 50％的抑郁症患者存在皮质醇释放功能的增强，皮质醇长期而缓慢地增加，尤其是在生理情况下本该释放减少的夜晚也持续增高，容易导致抑郁。另外，抑郁症患者的脑部磁共振检查看到与记忆相关的海马区较正常人小，尸检也发现抑郁症患者前额叶皮质细胞减少，前额叶背外侧以及眶额叶皮质萎缩，而这些特定脑区的萎缩与糖皮质激素抑制神经发生的机制有关。

（朱明环）

7. 医生给我诊断"抑郁症"，检查时发现甲状腺激素水平比正常的要低，有什么关联性吗？

很多内分泌疾病会伴有情感症状，除了甲状腺激素外，还有许多激素,如肾上腺皮质激素、促甲状腺激素、生长激素等,均可引起心境的改变,而抑郁症患者可有内分泌方面的异常。近年来大量研究均证实,某些内分泌改变确实与心境障碍有关。比较重要的有以下3个方面。

(1)下丘脑-垂体-甲状腺轴 抑郁症患者血浆促甲状腺素(TSH)显著降低,游离T4显著增加。一些研究发现,25%～70%抑郁症患者TSH水平对促甲状腺素释放激素的反应迟钝,TSH反应随抑郁症状缓解而趋于正常。

(2)下丘脑-垂体-肾上腺轴 通过监测血浆皮质醇含量及24 h尿17-羟皮质类固醇的水平,发现抑郁症患者血浆皮质醇分泌过多,提示患者可能有下丘脑-垂体-肾上腺轴功能障碍。抑郁症患者不仅血浆皮质醇浓度增高,而且分泌昼夜节律也有改变,无晚间自发性皮质醇分泌抑制。有研究发现,重度抑郁症患者脑脊液中促皮质素释放激素(corticotropin releasing hormone,CRH)含量增加,认为抑郁症HPA异常的基础是CRH分泌过多。

(3)下丘脑-垂体-生长激素轴 抑郁症患者生长激素(groeth hormone,GH)系统对中枢性降压药(如可乐定,能激活血管运动中枢α2受体,引起外周交感神经抑制)刺激反应异常。通过测定突触后α受体敏感性,发现抑郁症患者GH反应低于正常对照组,还发现抑郁症患者的GH水平对地昔帕明的反应降低,有些抑郁症患者GH对胰岛素的反应降低,在双相抑郁及精神病性抑郁患者中更为明显,但抑郁症患者GH调节不正常的机制尚未阐明。

(陈舒弋)

8. 产后抑郁是怎么回事,能预防吗?

产后抑郁是指在分娩后的第1周出现明显的抑郁症状或典型的抑郁发作。之所以出现产后抑郁,其一与分娩后血中激素水平

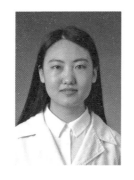

剧烈变化有关;其二是心理社会因素所致,包括产妇人格特征,分娩前心理准备不足,产后适应不良,产后早期心绪不良,睡眠不足,照顾婴儿过于疲劳,产妇年龄小,夫妻关系不和,缺乏社会支持,家庭经济状况,分娩时医务人员态度,婴儿性别和健康状况,等等。如果家族中有人患抑郁症或者精神疾病也是重要的危险因素。产后抑郁的母亲往往不能有效地照顾好婴儿,患者会感到自责自罪,严重者甚至会伤及婴儿。有研究显示,既往有抑郁史者产后抑郁概率为 25%,既往有产后抑郁史者再生产的产后抑郁概率为 50%。所以,女性生产后注重身体健康的同时也要关注自己的情绪健康;作为产后女性家人不应突然懈怠,更应关注产妇的情绪变化,给予足够的照顾,并分担孩子的养育工作,使产妇保持健康的身体状态及愉悦的心情,从而预防产后抑郁的发生。如果产妇情绪起伏波动过大,烦躁易怒,兴趣缺乏,悲观自责,应及时带产妇进行心理咨询或至精神科门诊治疗。

（刘苹亚）

9. 心境障碍患者会和癫痫一样,也有大脑脑电异常吗?

是的。绝大多数抑郁障碍患者有早醒、入睡困难和夜间易醒等睡眠障碍,多出现睡眠结构改变和高觉醒,发生睡眠片段化,导致睡眠质量下降。一方面,睡眠脑电研究发现,抑郁障碍患者总睡眠时间减少,入睡潜伏期延长,入睡后觉醒时间增加;快动眼睡眠(REM)潜伏期缩短,第 1 个 REM 期延长,前 1/3 夜 REM 及快动眼密度增加,后 2/3 夜 REM 减少;慢波睡眠时间和比例减少。另一方面,在脑电图检查中发现抑郁障碍患者的大脑右半球 α 波相对降低、激活性增加。另有研究发现,抑郁障碍患者的皮质诱发电位有异常改变,其中视觉诱发电位潜伏期缩短,且右侧电位大于左侧;体感诱发电位波幅降低。

(陈舒弋)

10. 双相障碍的遗传概率有多大?

双相障碍发病的原因尚不十分清楚。目前倾向认为,遗传因素在其发病过程中具有突出作用。双相障碍具有明显的家族聚集性,其遗传倾向较精神分裂症、重性抑郁障碍等更为突出。

双相障碍的遗传方式属多基因遗传。群体遗传学研究发现,如果确诊一名双相障碍的患者,那么可以推测,他亲属患病的概率高出一般人群的 10～30 倍。家系研究发现,某家族中如果确诊一名双相Ⅰ型障碍的患者,其父母、子女以及同父母的兄弟姐妹,患双相Ⅰ型障碍的概率较普通人群高 8～18 倍。

研究还发现,半数双相Ⅰ型障碍患者,其双亲中至少有一方患心境障碍,且常常是重性抑郁障碍。父母中若一方患有双相Ⅰ型障碍,其子女患心境障碍的概率约为 25％;若父母双方均患有双相Ⅰ型障碍,其子女患心境障碍的概率为 50％～75％;此外,双生子研究还发现,单卵双生子双相Ⅰ型障碍的同病率为 33％～90％,而双卵双生子为 10％～25％。

总而言之,双相障碍Ⅰ型患者的家系传递与遗传因素的关系非常密切。

(杜　鹏)

11. 生活中遭遇不幸事件如离婚、失业等,和心境障碍这类疾病发生有关吗?

在生物-心理-社会医学模式中,疾病与健康的概念不仅仅只有生理的解释,还涵盖了心理因素、自然与社会因素,以及帮助治疗疾病的整个医疗保健体系。生活中的不幸事件在心境障碍的诱发、促发中同样扮演着重要角色。但是,生活中所要面对的不幸事件多种多样,有轻有重,对疾病的影响也有大有小,那么怎么衡量呢?我们可以借助于生活事件量表(LES)对生活事件的严重程度进行评估。

LES既可用于指导正常人了解其精神负荷,也可用于甄别高危人群,总分越高反映个体承受的精神压力越大。95%的正常人一年内的LES总分不超过20分,99%的不超过32分。负性事件的分值越高对身心健康的影响越大。

有研究发现,负性生活事件会增加双相抑郁发作,而某种类型的负性及正性生活事件则会增加双相躁狂发作。但是,绝大多数研究很难证实引起疾病发生的这些心理社会因素与该疾病发展有关。也就是说,在疾病发展过程中,生活应激事件与情绪之间的关系到底是持久的,还是多变的?发展精神病理学观点强调基因、神经生理、应激及心理因素之间这种相互作用关系在疾病进展过程中起着重要作用。

(杜　鹏)

第四章　临床表现及诊断

1. 躯体不适反复检查，医生却说得了"抑郁症"。究竟什么
   是抑郁症？闷闷不乐就是抑郁吗？

　　抑郁障碍是最常见的精神障碍之一，可由多种原因引起，以显著而持久的心境低落为主要临床特征，且心境低落与其处境不相称，临床表现可以从闷闷不乐到悲痛欲绝，甚至发生木僵；部分病例有明显的焦虑和运动性激越；严重者可出现幻觉、妄想等精神病性症状。部分患者存在自伤、自杀行为，甚至因此死亡。抑郁障碍单次发作至少持续 2 周，常病程迁延，多数病例有反复发作的倾向，每次发作大多可以缓解，部分可残有症状或转为慢性，可造成严重的社会功能损害。

　　抑郁症的诊断要点如下。

　　ICD - 10 诊断标准：心境低落、兴趣和愉快感丧失、易疲劳是最典型的抑郁症状。其他常见症状：①集中注意和注意的能力降低；②自我评价和自信降低；③自罪观念和无价值感（即使在轻度发作中也有）；④认为前途暗淡、悲观；⑤自伤或自杀的观念或行为；⑥睡眠障碍；⑦食欲下降。

　　低落的心境几乎每日一样，且不随环境而改变，但在一天内可显出特征性的昼夜差异。

　　有一类老年期抑郁障碍以躯体不适为主要临床表现，抑郁症

状为躯体症状所掩盖,故称为"隐匿性抑郁症"。躯体症状表现如下。①疼痛综合征:如头痛、嘴痛、胸痛、背痛、腹痛等全身疼痛;②胸部症状:胸闷、胸痛、心悸;③消化系统症状:厌食、腹部不适、腹胀、便秘;④自主神经系统症状:面红、手颤、出汗、周身乏力等。在这些症状中,以找不出器质性基础的头痛及其他躯体部位的疼痛最常见。此外,周身乏力、睡眠障碍也是常见症状。因此,在生活中如果碰到各种躯体主诉(尤其是各种疼痛),查不出相应的阳性体征,或有持续的疑病症状的老年患者,建议其选择精神科就诊。

（朱　娜）

2. 躁狂症和"武疯子"有什么区别?

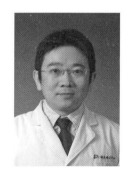

精神运动性兴奋俗称"武疯子",其表现和躁狂发作类似,但根据其病因和表现,有以下一些区别。①躯体疾病所致的精神障碍:如甲状腺功能亢进可出现轻躁狂状态,但情感并非真正高涨,而以焦虑、情绪不稳为主,常伴有原发躯体病的症状和体征。②脑器质性精神病:如麻痹性痴呆、老年性精神病可出现躁狂状态,但往往有智能障碍,情感并非高涨,而是以欣快为主。③中毒性精神病:某些药物如皮质激素、异烟肼、阿的平等中毒可引起躁狂状态。狂躁症与中毒性精神病的鉴别,可根据用药史,用药时间、剂量与发病关系,停药或减药后渐趋好转等。另外,中毒性精神病往往伴有不同程度的意识障碍。④精神分裂症:其临床表现与躁狂症类似,相反的情况也时有发生,这是因为精神分裂症可有循环病程,临床表现也可有运动性兴奋,但其为不协调性兴奋。

（沈亦明）

3. 观黛玉之生平，谈恶劣之心境。

想必大家都知晓并十分怜爱红楼梦中的著名人物——林黛玉，但今天我们不谈其与宝玉有缘无分的凄美爱恋，而是来聊聊"林妹妹"这个人。那么，这与恶劣心境到底有什么关系呢？不妨让笔者娓娓道来。

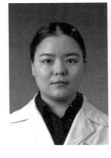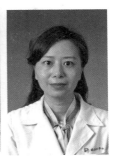

恶劣心境，即持续性的抑郁障碍，其基本特征是一种较持久的轻度抑郁心境。患者在一天中的大部分时间里，会感到悲伤或沮丧，看事物犹如戴了一副墨镜，眼前一片暗淡。众所周知，红楼中的黛玉初入大观园，作者借他人之口描绘其外在之绝世凄美，"两弯似蹙非蹙罥烟眉，一双喜非喜含情目，态生两靥之愁，娇袭一身之病""泪光点点，娇喘微微"，客观且形象地展现了其抑郁特质。黛玉的不幸童年、寄人篱下的时光，为其内向性格的塑造奠定基石，而做事信心不足，思虑重重，"生怕犯错"，又对未来悲观失望。黛玉羸弱的体质既可是先天不足，"我自来是如此，从会吃饮食便吃药"，亦可是种种经历所致的结果，多愁善感，郁郁寡欢，致其极为消极、被动地应对。黛玉的身体"怯弱不胜"，常致其精神不振、疲倦；而其性格上的灰暗底色，使其"喜静不喜动"，不善于交际；如此反复，郁结于心，常难以入睡、眠浅、易醒，难得入睡后又做噩梦，抑或头痛、胃部不适、食欲缺乏，稍有风吹草动，便会引起轻生的念头。所以，笔者认为黛玉的生平最全面地诠释了医学上的恶劣心境，若顺其发展、不加干预，终究逃不过以悲剧作结。

（姚苗苗　张　洁）

4. 恶劣心境就是抑郁症吗?

恶劣心境,即持续性的抑郁障碍,其基本特征是一种较持久的轻度抑郁心境,持续存在的心境低落常常持续2年以上,其间无长时间的完全缓解;如有缓解,一般不超过2个月,曾又称为"神经症性抑郁"。那么,这类患者和抑郁症有何不同呢?从疾病特征来看:①抑郁心境的程度较轻。一般这类患者不会完全丧失兴趣,且很少出现抑郁症患者的愉悦感缺失、体会不到开心;可有悲观失望但大多无绝望;偶有严重者想死,却又害怕死亡,常表现出矛盾重重;不会出现精神病性症状(内疚、自责到妄想程度)或者严重的思维和行为抑制、大脑空白到什么也讲不出来、整日"行尸走肉"的感觉;社会功能受损相对较轻,大多数患者基本能坚持学习、工作、生活,只是甚不满意;有强烈的求治愿望。②抑郁心境的时长往往持续2年以上,而抑郁症的诊断时间是达到2周即可。但两者并非对立关系,在DSM-5诊断工具书中提及,如果恶劣心境患者在周期内的任何时候,其抑郁症状达到重度抑郁发作的诊断标准,也应记录有重度抑郁发作。

总之,恶劣心境并不等同于抑郁症,但两者之间亦非完全对立。如要明确诊断还需至专科医院寻求精神科医生的帮助。

（姚苗苗）

5. 他为何总是"喜怒无常"?

小王很苦恼:自己一直"真"性情待人,可奈何几任女友均以分手告终。情场失意的同时商场也不顺,几份工作也是不尽如人意。自己深知是"脾气不好",可为何总是"喜怒无常"呢?小王百思不得其解,几经辗转终在精神科找到原因——环性心境障碍。那么,何谓"环性心境障碍"呢?这是什么病?有什么表现?

环性心境障碍是指心境持续不稳定,反复交替出现心境高涨与低落,但程度较轻,不符合躁狂发作或抑郁发作时的诊断标准。心境高涨时(轻度躁狂发作)表现为十分愉悦、活跃和积极,且在社会生活中会作出一些承诺;但转变为抑郁时,不再乐观自信,而成为痛苦的"失败者"。随后,可能回到情绪相对正常的时期,或者又转变为轻度的情绪高涨。一般心境相对正常的间歇期可长达数月。这种不稳定一般开始于成年早期,呈慢性病程;通常心境的起伏与生活事件无关,更多的是与患者的人格特征有密切关系,又称为"环性人格"。由于心境波动的幅度相对较小,且心境高涨时期令人愉快,甚至可能轻易获得商业活动的成功,取得较好的工作业绩,进行更多的艺术创造,因此往往不被注意。然而,环性心境的患者心境不稳定的特点,使其难以保持较好的工作、学习状态,导致经常变换工作、住所,不断经历失恋或婚姻失败,甚至酒精或药物成瘾,患者很少因此而就医,常常被解释为"脾气不好"或"喜怒无常"。

(姚苗苗)

6. 环性心境障碍与双相情感障碍的关系如何?

环性心境障碍的临床表现与双相情感障碍类似,但程度较轻。欣快和悲伤程度不严重,仅持续数天,常易复发,且发作间期不规律。简而言之,环性心境障碍就是"软双相",没达到双相的诊断标准,却具备双相的某些标签症状,同样表现为情绪的钟摆效应,心境会在抑郁和轻躁狂之间来回摆动。从社会功能上看,环性心境障碍的人,往往具备完整的社会功能。也就是说,日常工作和社交活动都能保持一个相对平稳的状态。然而,双相障碍绝大多数会极大地破坏人际关系,甚至丧失工作能力和社交能力。从认知能力上看,环性心境障碍具备更好的认知能力,对自我和社会关系的认知高于双相。相应的,环性心境障碍对情绪和行为的把控能力也要优于双相。换句话说,他们的情绪浮力要好一些,对行为和行为结果的预判更理智一些,其情绪和行为变化的区间和幅度要小于双相障碍,极端情绪和认知偏离造成的伤害也小很多。环性心境障碍可发展成为双相情感障碍或表现为严重的持续性喜怒无常。

(姚苗苗)

7. 如何识别自杀前的"蛛丝马迹"?

对以前感兴趣的事物不再关注,觉得生活没乐趣,将财务赠予他人,开始"安排后事"等,这些"蛛丝马迹"可曾遇见? 可关注以下征兆并及时干预:①有绝望的情绪,悲伤、空虚;②有时易怒,易激惹;③情绪突然好转,是危险信号;④不能感觉到快乐;⑤身体行为表现缓慢,情感反应迟钝;⑥食欲或体重变化;⑦睡眠紊乱;⑧注意力和记忆力问题;⑨无价值感或内疚;⑩有自残行为、想死的想法或计划自杀。

(姚苗苗)

8. 你能辨析躁狂发作吗?

常见症状和体征:①感觉不同寻常的"高兴"和乐观,或者非常容易急躁;②对一个人的能力和力量不现实的、夸大的信念;③睡眠非常少,但感觉精力非常充沛;④说话如此之快,以至于其他人都跟不上;⑤思维奔逸,快速地从一个想法跳到另一个想法;⑥高度分心,无法集中注意力;⑦判断力受损,容易冲动;⑧蛮干,不考虑后果;⑨更严重的情况发展为妄想和幻觉。

(姚苗苗)

9. 患双相障碍的人是否比一般人聪明？有的甚至是天才？

双相障碍又称双相情感障碍，一般是指临床上既有躁狂或轻躁狂发作，又有抑郁发作的一类心境障碍。众所周知，著名的画家梵·高就是一名双相障碍患者，他的一生都在和这一疾病做斗争，并通过艺术创作抒发自己的痛苦和感受。通过他不同时期的画作，我们可以看出他处于不同的情感状态。双相障碍这一疾病可能给

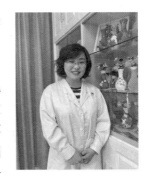

梵·高带来了创作灵感，但也最终导致其自杀，可以说地狱和天堂皆在一念之间。但是，梵·高的天才创作绝不仅仅因为罹患双相障碍这一疾病才会诞生，这与他自身的爱好、勤奋的学习、大量的练习是分不开的。大量的研究表明，双相障碍是一种慢性、高复发性、高致残性的疾病，患者具有不同程度的认知功能损害，且认知功能的改善与症状缓解具有相关性。目前并没有相关文献指出智力水平的高低与双相障碍的患病情况之间具有一定的相关性。

（黄雅南）

10. 什么是躁狂症？是不是容易发脾气、摔东西就是躁狂症？

躁狂症是一种属于情感性精神障碍的疾病，呈发作性病程，并有反复发作的倾向，以情感高涨或易激惹为主要临床表现，因此躁狂症的患者呈现出易怒、毁物、冲动打人等表现。除了躁狂症患者之外，人格障碍、急性应激反应、精神发育迟滞、精神分裂症等多种精神疾病均可出现易怒的症状，因此仅通过容易发脾气、摔东西这一症状并不能武断地诊断为躁狂症。诊断躁狂发作：患者的临床表现以情感高涨或易激惹为主，并至少有下列 3 项（若仅为易激

惹,则至少需 4 项)。①注意力不集中或随境转移;②语量增多;③思维奔逸(语速增快、言语迫促等)、联想加快或意念飘忽的体验;④自我评价过高或夸大;⑤精力充沛、不感疲乏、活动增多、难以安静,或不断改变计划和行动;⑥鲁莽行为(如挥霍、不负责任,或不计后果的行为等);⑦睡眠需要减少;⑧性欲亢进。除此之外,其症状的严重程度已严重损害患者的社会功能,或给别人造成危险或不良后果。同时,符合症状标准和严重程度标准至少已持续 1 周,并排除器质性精神障碍,或精神活性物质和非成瘾物质所致躁狂。综合以上症状标准、严重标准、病程标准、排除标准 4 项才能诊断为躁狂发作。

(黄雅南)

11. 什么是抑郁症? 不爱说话、不合群的人是抑郁症吗?
    患抑郁症是"矫情""作"的表现吗?

抑郁障碍是一类以情绪或心境低落为主要表现的疾病总称,伴有不同程度的认知和行为改变,可伴有精神病性症状,如幻觉、妄想等。部分患者存在自伤、自杀行为,甚至因此而死亡。其主要表现是情感症状,以情绪低落、兴趣减退、快感缺失为核心症状。患者经常主诉自己心情不好、不高兴,对各种以前喜爱的活动或事物兴趣下降,做任何事都提不起精神,不能从日常从事的活动中获得乐趣。除了以上核心症状之外,抑郁症患者还可能表现出许多心理学综合征与躯体综合征,如焦虑、思维迟缓、认知症状(记忆力下降、注意力障碍、学习困难、思维灵活性减退等)、睡眠障碍、饮食及体重障碍、性功能障碍等。有时这些体验比情感症状更为突出,从而可能掩盖其情绪问题而导致漏诊或误诊。

抑郁症的诊断应结合病史、病程特点、临床症状、体格检查和实验室检查等综合考虑。如果曾经出现躁狂或轻躁狂发作则应该诊断为双相障碍;仅表现为不爱说话、不合群并无法证明患有抑郁症,还需要至精神病专科医院就诊,进行详细检查。

部分抑郁症患者会出现焦虑,无故过分担心,反复追念以前不愉快的事情、自责,有些患者会喋喋不休地诉说其体验及"悲惨境遇",有些患者伴发一些躯体症状,如胸闷、心慌、尿频、出汗等。受症状的影响这些患者会给身边的家人和朋友带来较多的麻烦,经常因此发生争执,给人一种"矫情""作"的感觉。这需要更多的人去关注抑郁症这类疾病,帮助抑郁症患者早诊、早治,多一些关爱和理解,避免因为不理解去指责抑郁症患者,从而引发更多的社会悲剧。

(黄雅南)

12. 为什么抑郁症患者有些整天懒洋洋的,而有些常常烦躁不安?同为抑郁症为何表现不同?

抑郁障碍的临床表现在不同的性别、年龄、文化背景以及疾病状态下有不同的表现形式,可以分为不同的亚型。①典型抑郁:其核心症状为情感症状,包括自我感受或他人可观察到的心境低落,高兴不起来,兴趣减退甚至丧失,快感缺失,患者没有乐趣感、幸福感等,因此具有这些情感症状的患者表现为懒洋洋的,不愿意与周围人接触,对社交抵触等。②焦虑型抑郁:患者因为焦虑表现出易激惹、冲动,因过度担忧而使注意力不集中,精神运动性激越时表现出紧张、烦躁不安、搓手顿足、踱来踱去等,甚至不能控制自己的动作,不知道自己因何烦躁。③因适应障碍、早期创伤、生殖、围生期、药物等因素导致的抑郁。④基于性别(如女性)的抑郁症。⑤有周期变化或季节性情绪失调。⑥难治性抑郁。⑦不典型抑郁。不同亚型的抑郁症患者其外在表现形式完全不同,如果仔细询问病史,分析症状来源,最终会发现殊途同归,均可诊断为抑郁发作。

另外,抑郁症患者可能同时有共病焦虑、强迫等其他疾病。目前研究显示,抑郁障碍和焦虑障碍共病率达50%,85%的抑郁患者伴有焦虑症状。这类患者表现为心烦、紧张、胡思乱想,担心失控或发生意外等;有些患者可表现出易激惹、冲动,常常因过度担忧而使注意力不能集中。部分患者还可伴发一些躯体症状,有时躯体症状可以掩盖主观的焦虑体验而成为临床主诉。这些患者因其外在表现形式多为躯体不适主诉或显著的焦虑情绪,很容易被漏诊或误诊为其他疾病。

(黄雅南)

13. 医生,我怎么知道自己可能患有抑郁症?

如果怀疑自己患有抑郁症,应尽快在家人的陪同下至精神科医院就诊,详细检查,尽早确诊。暂时不想到医院就诊的人群,或暂时没有就医条件者,可以自行寻找一些量表进行自我评估。例如:抑郁自评量表(self-rating depression scale, SDS)、症状自评量表(SCL - 90)、抑郁症筛查量表(PHQ - 9)等,发现自己有抑郁症状,再前往医院就诊。还可以通过手机下载软件"心情温度计APP(抑郁症测试软件)"进行自我检测,了解抑郁症的相关问题。该软件以上海市精神卫生中心的方贻儒教授为首制作,汇聚了上海市精神卫生中心、同济大学附属第十人民医院、上海交通大学医学院附属仁济医院等多家权威医院的专业心理医生,具备抑郁测试、心理辅导、情绪调节等功能,为用户提供心理诊疗和心灵关爱服务。

(黄雅南)

14. 抑郁症诊断需要做什么检查？

（1）收集病史

1）一般情况：如性别、年龄、种族、生长环境、社会经济地位等。

2）躯体状况：是否患有严重器质性疾病、慢性病、传染病等，如恶性肿瘤、糖尿病、冠心病、艾滋病等。若有，目前服用何种药物。

3）物质滥用和依赖的情况：是否有长期饮酒、服用助眠药、吸毒等。

4）社会应激事件：是否有丧偶、离异、失业、儿童期被虐待等。

5）家族遗传史。

（2）临床症状

1）心境低落：为抑郁障碍的核心症状，主要表现为显著而持久的情绪低落和悲观。轻者闷闷不乐、兴趣丧失、做事没干劲儿，总是感觉高兴不起来，重者感到悲观绝望、痛不欲生、度日如年，甚至觉得活着没意思，伴有消极观念。抑郁症患者一般面容表现低头呆坐、沉默寡言、眉头紧皱、面色憔悴，甚至哭泣；少数患者还会压抑痛苦，面带微笑，称为"微笑性抑郁"。

2）思维障碍：患者常常感觉思维受抑制，反应迟钝，常主诉"脑子不够用"，或感觉脑子"一团糨糊"，与人交往时不知该说什么，主动性言语少，语速慢，对答困难。多显示悲观消极，自我评价低，觉得自己无能力、无作为、无价值；并认为凡事都对自己不利，不会有好事降临，对未来感到无希望，常自责，认为自己拖累了他人，给他人带来麻烦，甚至有自罪观念，认为自己是不可饶恕的，进而还会出现自残、自伤、自杀行为。

3）意志活动减退：生活被动、疏懒，行为迟缓，常独自一人，疏远亲友,回避社交,或不想工作,不愿参加以前喜欢的活动和业余爱好,严重者可能出现不语、不动、不食。

4)认知功能损害:①记忆力异常,如忘记刚刚发生的事情;②注意力障碍,如注意力下降,注意事物难持久,导致学习、工作效率下降;③抽象思维能力下降,学习能力下降和语言流畅性下降,眼手协调、空间知觉及思维灵活性等能力也会受损害。

5)躯体症状:睡眠障碍,常以早醒多见,乏力,食欲减退,体重下降,便秘,疼痛(躯体任何部位),性欲减退,闭经和自主神经功能失调症状等。

6)精神病性症状:如幻听、被害妄想、关系妄想等。

7)其他不典型表现:人格解体、现实解体、强迫症状。

(3)体格检查 常规体格检查及神经系统检查。

(4)实验室检查 血常规、血生化、尿常规、心电图、睡眠脑电图、脑诱发电位、脑影像(如 CT、MRI、脑电图)、地塞米松抑制试验、促甲状腺素释放激素抑制试验等。

(5)心理量表评估 神经精神病学临床评定量表(SCAN)、杨氏躁狂量表、汉密尔顿抑郁量表、汉密尔顿焦虑量表、抑郁自评量表、焦虑自评量表、生活事件量表等。

(陈舒弋)

15. 我长期失眠,但还能上班,我是不是得了抑郁症?

失眠是抑郁症的一个表现,并不是长期失眠就是得了抑郁症。

1)失眠症是一种持续相当长时间的睡眠质和量令人不满意的状况,常表现为难以入睡、维持睡眠困难或早醒。失眠在普通人群中的发病率为 4%～48%。在符合失眠症诊断的患者中,31%～74%为慢性失眠症,其中 2/3 以上的患者病程大于 1 年。

2)失眠症可以由多种原因引起:①心理因素:生活和工作中

谈『欣』解『忧』话心境

的各种不愉快事件可造成焦虑、抑郁、紧张并导致失眠。②睡眠节律的改变：夜班和白班频繁变动，倒时差。③生理因素：瘙痒、疼痛、疲劳或兴奋等。④环境因素：空气污浊、居住拥挤或突然改变睡眠环境。⑤药物和食物因素：酒精、咖啡、茶叶、甲状腺素、可卡因、皮质激素和抗帕金森病药物。⑥精神障碍：各类精神障碍大多伴有睡眠障碍，失眠往往是精 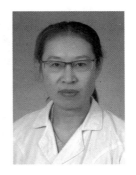 神症状的一部分，如躁狂昼夜兴奋不安而少眠或不眠，抑郁症导致的早醒。⑦各种躯体疾病。

3）失眠的临床表现：难以入睡最常见，其次是睡眠不深和早醒，有些表现为睡眠感缺失，对失眠的恐惧和过分担心，陷入一种恶性循环，久治不愈，紧张、焦虑、担心明显，疲乏无力，时间久了注意力不集中，记忆力减退，情绪不稳。

4）失眠的分类：①慢性失眠症：睡眠困难和相关的白天症状至少每周出现 3 次，睡眠困难和相关的白天症状至少已经存在 3 个月，并且睡眠困难不能用其他睡眠障碍更好地加以解释。②短暂性失眠症：睡眠障碍和相关的白天症状持续时间短于 3 个月。

5）抑郁症和睡眠障碍：睡眠障碍是抑郁症重要的临床症状之一。其中入睡困难最常见，但早醒最具有特征性。抑郁障碍诊断的临床症状包括典型症状和其他常见症状。典型症状包括心境低落、兴趣和愉快感丧失、精力不济或疲劳感等。其他常见症状包括集中注意和注意的能力降低、自我评价和自信降低、自罪观念和无价值感、认为前途暗淡悲观、自伤或自杀的观念或行为、睡眠障碍、食欲下降。抑郁发作根据其严重程度划分为轻、中、重度。即使是符合轻度抑郁发作也必须满足至少 2 条典型症状加上至少 2 条其他常见症状，且抑郁发作的病程持续至少 2 周，才能考虑为抑郁症。在抑郁发作期间往往会有社会功能的明显受损，如无法正常工作及学习等，需要系统地进行抗抑郁治疗。

6）慢性失眠症：患者除了失眠症状以外，白天症状包括疲劳、积极性下降、注意力不集中、记忆力下降、烦躁不安和情绪低落、日间嗜睡等。虽然很大一部分人能坚持上班，但仍然表现为社会、家庭、职业或学习成绩受损，易于犯错或发生事故。

所以，长期失眠不一定就是患了抑郁症。但是长期失眠会对记忆、注意、情绪及社会功能等有一定的影响，需加以关注及治疗。

（马中子）

16. 抑郁症患者病情波动或复发有哪些先兆？

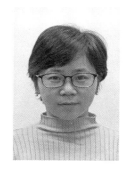

抑郁症就像感冒，大部分可以痊愈，但是当身体抵抗力低下并接触新的病毒时，仍然会再次感冒，所以医生会把抑郁症比作"心灵感冒"。治疗痊愈后，可以恢复到病前状态，拥有正常的工作、生活，但不等于就终身免疫。也就是说，抑郁可能再次发作或出现病情波动。那么，抑郁症患者病情波动或复发先兆有哪些呢？

（1）抑郁的情绪　怎样辨别一般的悲伤和抑郁症的不同呢？如果情绪低落是因为一个特定的事件（如因为失去工作或与恋人分手或家人离世等），这可能是正常的和暂时的悲伤。如果感到悲伤、绝望、流泪不止，或每日感到心里空落落的，持续超过 2 周，并正干扰着生活的方方面面，这就可能是抑郁症病情复发了。

（2）睡得太多或太少　如果睡眠习惯改变了，变得失眠（入睡困难）或嗜睡，都可能是抑郁症复发的一个征兆。睡眠障碍在一般人群的比例大约在 1/3,同时其和抑郁症有着紧密的关系。在一项调查中提示,正常人群 14%～20%存在睡眠障碍,而没有睡眠障碍的抑郁症患者大约只占 1%。持续的睡眠障碍预示着病情波动和病情复发。如果经常夜里睡不着,思绪万千,或者睡得太多而不想起床,应当马上告诉医生。如果睡眠问题是抑郁症复发的症状,药物和谈话疗法可能会有帮助。

(3) 烦躁不安 最近发现自己很难对付日常生活中的压力。一些小事情也会抓狂。你不断与家人和朋友发生争吵。原来性格很随和,但现在有暴力倾向。这预示着病情波动和病情复发,抑郁症可以表现为烦躁和愤怒。

(4) 终止活动计划,退出团体活动 你不想离开自己的家吗?是否与人谈话也觉得太吃力? 当你的家人试图把你拉出去时,你是否宁可赖在床上也不想出去? 实际上,强大的社会网络的支持是非常重要的。在活动中失去快乐感表明你的抑郁症可能又卷土重来了。通过团体活动加入一个支持小组很重要,小组里的人也许了解你正在经历什么。

(5) 丧失兴趣和其他乐趣 这是抑郁症常见的症状之一。你过去喜欢的活动,现在却变成一种负担。如果你过去曾罹患抑郁症,近期出现不再爱你的配偶或孩子,缺乏性欲或失去工作兴趣、业余爱好或其他你喜欢的活动,而且持续 2 周以上,你也许是旧病复发了。请向医生寻求帮助。一年内症状重现,说明抑郁症复发的风险很大。

(6) 生命无价值感 过去的自我憎恨和内疚的感觉死灰复燃,也许你沉溺于自我批评无法自拔,一心只想着你的失败。你可能会觉得对某些无法控制的事情负有责任。心理治疗可以帮助摆脱低自尊状态,并学会立足于你的强项。如果终日处于抑郁之中,并试图自杀,那么你的病情严重了,应当立即寻求医生的帮助。

（7）慢性疼痛　虽然你并未拉伤自己的背部，但仍觉得背部疼痛。你有慢性头痛和胃痛吗？你有不明原因的胸痛或胳膊和腿疼痛吗？你可能认为身体疼痛不是抑郁的征兆，但它可能就是。如果你发生疼痛，虽经治疗并无好转，请咨询医生，抑郁症是否可能造成这种疼痛。

（8）突发体重增加或减少　许多抑郁症患者会失去对食物和饮食的兴趣。有可能会忘记吃饭，甚至不得不强迫自己吃饭。还有些患者会吃得过饱或暴饮暴食。如果你曾罹患抑郁症，现在食欲发生强烈变化，或虽未改变饮食或运动习惯而突发体重增加或减少，这可能是抑郁复发的标志。

（9）疲劳感　另一抑郁症复发的可能标志是疲劳，这也会引发或加重抑郁症的其他症状。你是否觉得每一天好不容易才挨过？精神抑郁会让你感觉太累或虚弱得不能做任何事情，如穿衣和洗碗似乎让人筋疲力尽。良好的营养、运动和睡眠可以帮助你对抗疲劳。

（10）思维迟钝　当人们陷入抑郁时，往往觉得自己的思维过程已经变得缓慢。可能很容易分心或很难集中注意力。你可能突然发现自己记不住事情。你可能会难以做出决定，小到早上穿什么衣服，大到在工作中解决某个问题。突然发生上述症状可能是抑郁症复发的一种警示。

（11）自杀的念头　自杀的念头是非常严重的警示信号，可能意味着严重的抑郁症，也是抑郁症复发的危险因子。一些患者常有自杀的念头，另一些则可能计划实施自杀或考虑用什么方法。如果你或你认识的某人有自杀的念头，或谈论自杀，应当立即寻求医生的帮助。

防止复发的第一要素是警诫自己复发的"第一征象"，每位抑郁症患者的情况千差万别。有些出现明显的疲劳，有些出现失眠，有些出现脱离社会联系或对过去引起愉快的日常活动失去兴趣。值得注意的是,患者出现早期警戒症状时最忌讳的是不承认。因为一旦发现这些警戒症状,迅速使用过去有效的抗抑郁药物,就可以把抑郁症复发消灭在萌芽状态。如果有任何与自己相关的上述预警迹象或症状,请及时求助医生,他们可能会建议你进行治疗或调整治疗方案,以防抑郁症复发。

(徐　妹)

17. 有自伤自残的表现,并且容易生气、不开心,会是心境障碍吗?

(1)自伤的概念　自伤属于本能行为的障碍,是指没有死亡动机下的伤害自身的行为。自伤方式:用刀、剪子等器械切伤皮肤,吞食异物,过量服药等。有非蓄意性自伤及蓄意性自伤之区分。

(2)自伤与精神疾病　自伤可见于多种精神障碍,如精神分裂症、抑郁症、精神发育迟滞、癫痫、人格障碍,而各种精神障碍均可出现情绪激惹、不稳定,甚至不开心的表现。所以,自伤自残的表现,且易生气、不开心,并不一定是心境障碍,而且每种精神障碍的自伤行为都有其各自的特点。下面简单介绍各种精神障碍中自伤行为的特点。

1)心境障碍:在心境障碍中出现的自伤行为,最多见的是抑郁症及双相障碍抑郁相时。其中在抑郁发作中除了核心症状之外,自伤或自杀的观念或行为属于其他附加症状。重度抑郁发作常表现出明显的痛苦和激越,自尊丧失,无用感、自罪感可能很突出。在极严重的病例,自杀和自伤是显而易见的危险。另外,抑郁症患者在自罪妄想的影响下,以自伤方式惩罚自己,而该妄想又与抑郁心境相随。

2)精神分裂症:患者在幻觉、妄想影响下可出现自伤行为,如自剜、断指等。

3）精神发育迟滞和痴呆：患者存在智能障碍，其自我保护能力因此受损，易误伤自己的身体，或在受刺激时做出自伤行为。常见自伤方式有以头撞墙、咬伤自己等。

4）人格障碍：边缘型人格障碍和表演型人格障碍都可发生自伤行为，有时可视作自杀姿态。一贯异常的行为模式以及社交缺损是诊断要点。

（马中子）

18. 抑郁和躁狂能同时出现吗？

抑郁和躁狂可能会同时出现。以前的诊断标准中称为混合状态，目前在 DSM-5 中称为"带有混合性特征"，是指在躁狂和轻躁狂发作的基础上呈现抑郁的特征，或者在双相障碍抑郁发作的基础上呈现躁狂或轻躁狂的特点。

虽然双相障碍最典型的形式是交替出现的躁狂和抑郁发作，其间为正常心境分隔，但是抑郁心境伴连续数日至数周的活动过度和言语迫促，以及躁狂状态下伴有激越、精力和本能趋力降低，都并不罕见。抑郁症状与轻躁狂或躁狂症状也可以快速转换，每日不同，甚至因时而异。

DSM-5 关于双相及相关障碍的诊断标准中伴有混合特征的诊断标准如下。

（1）躁狂或轻躁狂发作，伴有混合特征

1）满足躁狂发作或轻躁狂发作的全部标准，当下或最近的躁狂或轻躁狂发作的大部分时间里至少具有以下 3 项症状：①患者的主观感受（如感到悲伤或空虚）或他人观察有明显的抑郁情绪（如泪流满面）。②对于大部分甚至全部的活动丧失兴趣及乐趣（患者主观感受或由他人观察发现）。③几乎每日都有精神运动性迟滞(被其他人观察到,不仅仅是主观感觉慢了下来)。④疲乏、精力减退。⑤无价值感或不恰当的过分的罪恶感(表现为由疾病引起的自责自罪,称病耻感)。⑥反复出现关于死亡的想法(不只是对死亡的恐惧);反复出现自杀的念头,但没有具体的自杀计划;或者自杀企图,有具体的自杀计划。

2)混合症状表现为个体日常行为的改变,同时可被他人觉察到。

3)症状同时满足躁狂以及抑郁的标准时,应诊断为躁狂发作伴有混合特征,考虑躁狂发作引起的显著功能损害及临床严重性。

4)混合症状并非由药物生理效应引起(如药物、物质滥用或其他治疗等)。

(2)抑郁发作,伴有混合特征

1)满足抑郁发作的全部诊断标准,同时在当下或近期抑郁发作的大多数时间,至少伴发以下 3 项躁狂或轻躁狂发作的症状。①情感高涨;②自我评价过高,夸大;③话多,言语迫促,急于表达;④思维奔逸或者主观感到有很多的想法;⑤精力充沛或者目标导向活动增多(包括社会交往、工作、学习以及性本能);⑥活动增多,为贪图一时享乐而过多参加有可能带来痛苦后果的活动(如疯狂购物、轻率的性行为和不理智的投资);⑦睡眠需要减少(尽管睡眠减少但仍感到精力充沛,与失眠症相反)。

2)他人可观察到的混合症状以及个体行为的改变。

3)症状同时满足躁狂以及抑郁的标准时,应诊断为躁狂发作伴有混合特征。

4)混合症状并非由药物的生理效应引起(如药物、物质滥用或其他治疗等)。

综上所述,抑郁和躁狂完全可以同时出现。

(马中子)

19. 没有患过抑郁症，为什么还诊断我双相障碍？

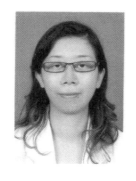

依据《中国精神障碍分类与诊断标准》第3版(CCMD-3)和国际疾病分类第10版精神与行为障碍一章(ICD-10)诊断标准，既往没有抑郁发作，仅有单次躁狂或轻躁狂发作，诊断为"躁狂发作"，而2次及以上复发性躁狂或轻躁狂(无论是否有抑郁发作)则诊断为"双相障碍"。在日常医疗中，已很少使用单相躁狂或复发性躁狂这一诊断，而是将所有躁狂症病例归入双相障碍中，因为几乎所有躁狂发作患者最终都会经历抑郁发作，而且他们很多重要临床特征及有双相障碍家族史都类似于双相障碍，同样对心境稳定剂治疗有效。此外，研究也发现单相躁狂、复发性躁狂与双相障碍存在共同的病因及发病机制，基于此临床治疗方面也无差异性。因此，《美国精神障碍诊断与统计手册》第5版(DSM-5)及即将公布施行的国际疾病分类第11版(ICD-11)诊断标准均将躁狂发作纳入双相障碍Ⅰ型，不论患者在躁狂发作之前或之后是否有轻躁狂发作或抑郁发作；有轻躁狂及抑郁发作诊断为双相障碍Ⅱ型；若仅有轻躁狂发作，既往无抑郁发作，则考虑其他特定的双相及相关障碍，也属于双相障碍范畴。

（黄乐萍）

20. 如何早期发现心境障碍症状？

心境障碍是一类具有高发病率、高自杀率、高复发率、高致残率等特点的严重精神障碍。早期发现有助于早期诊断和早期干预，对心境障碍预后的意义重大。很多患者在合乎正式诊断标准之前已经出现一个或多个阈下症状，即前驱症状。国内调查显示，超过 90％的抑郁障碍和双相障碍患者在首次发作之前都存在前驱症状，包括情感、行为和认知等方面的特征，是心境障碍发作的早期预警信号。其中较为常见的是情绪不稳定、情绪抑郁、思维联想加快、焦虑、烦躁、紧张、易激惹、敏感多疑、兴趣及愉悦感下降、活动变多或变少、反复出现的疲劳感、睡眠紊乱（以失眠为主）、食欲减退或体重下降、自杀观念、查无实据的各种内感性不适等，而且往往由于注意力集中困难、记忆及执行功能受损导致工作、学习能力下降。相对而言，双相障碍中最为重要的前驱症状是情绪不稳定或情绪频繁波动，在早期比抑郁障碍更容易见到极度兴奋、话多、精力过剩或活动增多、过分自信。存在前驱症状的个体，可以寻求专业人员的帮助，及早进行评估、诊断和干预，以预防疾病的全面发作。

（黄乐萍）

21. 他平时笑眯眯的怎么会有抑郁症？

"他平时笑眯眯的，怎么会有抑郁症？""她一直很开朗活泼，怎么可能自杀？"我们可能有过这样的诧异和不解。殊不知身边有多少人已经陷入抑郁，但在脸上佩戴微笑面具。微笑型抑郁是一种特殊的抑郁表现形式。与典型抑郁者惯常悲伤难过的神态不同，微笑型抑郁患者即使内心充满压抑、痛苦和绝望，表面上依然乐观开朗，在社交中时刻保持笑容。不仔细观察的话，确实很难在他们身上发现抑郁的影子。他们为了维护自己的自尊和面子，即使饱受抑郁摧残，也不敢让别人知道自己的负性情绪，更不愿向人倾吐内心的苦闷，只能终日在人前强颜欢笑，把一切藏于心底。

这种抑郁隐匿性很强，造成危害的风险也很大。对抑郁的错误认知和逃避态度，使此类患者以病为耻，宁愿独自忍受痛苦也不愿寻求帮助。然而,抑郁的情绪和感受并不会因为患者的掩饰和逃避而自行缓解,反而会因为拒绝袒露和救助而越演越烈。最后,当这些微笑抑郁者最终因无法忍耐而暴发,甚至以自杀结束生命时,周围的人往往错愕不已,难以接受。

只有正确地认识抑郁,接纳不完美的自己,积极地寻求帮助,才能让自己身心更为健康!

(黄乐萍)

22. 我最近被公司裁员,夫妻关系出现裂痕,情绪很悲观,睡不着觉,甚至想到自杀,朋友都说我得了抑郁症,而我认为是我的生活受到重大刺激才这样的,医生怎么看?

应激相关障碍,又称反应性精神障碍,是指个体在遭受异乎寻常的灾难性事件之后产生异常心理、生理反应的一类精神障碍,包括抑郁、焦虑、紧张、痛苦等情绪反应。其与抑郁症虽然有一定的相似性,但两者存在本质的区别。应激可以导致抑郁症状,但不仅仅是抑郁。此类患者情绪波动性大,核心症状围绕着所遭受的创伤性事件,不断地重复体验与创伤有关的情景和内容,反复的闯入性回忆,严重的触景生情反应,过度警觉,易激惹,情绪焦虑,回避与创伤经历有关的情境等,也可出现情感麻木和社会性退缩。睡眠障碍多为入睡困难或易惊醒,有与创伤相关的噩梦、梦魇。而抑郁症虽然也可能存在生活事件等诱发因素,但是事件严重性相对较轻,甚至缺乏特定的促发事件,临床表现以情绪低落为主,愉悦感下降,兴趣减退,带有明显的生物学特性,呈现昼重夜轻的节律变化,睡眠障碍多为早醒,不存在与促发事件相关联的闯入性回忆与梦境,一般不会回避特定主题或场景。

(黄乐萍)

23. 我父亲 70 多岁, 最近记性差, 反应慢, 怀疑老年痴呆了, 去看医生, 医生开了抗抑郁药, 吃了病情好多了, 这是怎么回事?

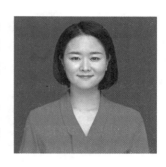

您的父亲 70 多岁, 最近出现记忆差、反应慢, 的确要考虑是不是老年痴呆了。医生通过详细询问后开的是抗抑郁药而不是改善老年痴呆的药, 吃了以后病情好多了, 说明您父亲不是真的老年痴呆, 是假性痴呆。那么, 我们就说说真假痴呆是怎么回事。

所谓痴呆, 主要是认知功能损害, 这是老年抑郁症的常见症状, 约 80% 的患者有记忆力减退, 存在比较明显认知功能障碍类似痴呆表现的占 10%～15%, 如计算力、记忆力、理解力和判断力下降, 简易精神状态检查（MMSE）筛选可呈假阳性。国外有学者称此种抑郁为抑郁性假性痴呆, 其中一部分患者会出现不可逆痴呆。那么, 到底如何区别呢（表 1）?

表 1　老年抑郁症与老年痴呆的鉴别

项目	老年抑郁症	老年痴呆
起病形式	较急, 发展迅速	缓慢
首发症状	"没意思, 心里难受"来表达心情; 焦虑激动, 终日担心自己和家人大祸临头, 反复追念以往不愉快的事等	先出现近事记忆减退
病程	一般不超过 6 个月	进行性发展
家族史	部分患者有心境障碍家族史	部分患者有老年痴呆家族史

项目	老年抑郁症	老年痴呆
精神检查	多数回答"不知道"	常常胡乱回答,要表现出"都知道"
节律变化	部分有昼重夜轻	往往昼轻夜重,半夜活动多以致家人不得安宁
认知功能改变	呈波动性	全面受损
对愉快环境	不能做出相应的积极反应	大多数能做出积极反应
头颅MRI检查	无改变或较少改变	有脑萎缩
抗抑郁药物治疗	情绪和认知功能均有改善	认知功能改善不明显,且抑郁情绪在劝导、家人支持、环境改善后可缓解

您的父亲更大程度上是老年抑郁症。老年抑郁症的表现更多集中在躯体不适,如出现各种疼痛或身体不适症状,反复就医未见明显阳性检查结果;记忆力减退、注意力及执行功能(如做出决策,解决问题,同时完成多重任务等)受损等方面症状不典型者居多。例如:生活缺乏动力,失眠、躯体不适较多;感觉精力不济、闷闷不乐、对以前的爱好不感兴趣;焦虑、烦躁不安,甚至有做人没意思的念头;自觉记忆力不佳、注意力不集中等。

(占 燕)

24. 听医生说还有抑郁症不典型表现,这是怎么回事?

听到有人讲自己不开心、睡不着、没胃口、无精打采等,周围人可能会建议去心理科医生看看,是不是得了抑郁症。是的,大部分抑郁症患者出现入睡困难或者早醒,食欲不佳,明显的情绪低落,兴趣减退以及快感缺失,这些是我们熟知的抑郁症的典型表现,然而也有部分患者是睡眠增加或者过度睡眠，有些表现食欲大增、体重增加，出现全身沉重、肢体如灌铅样感觉。大约 50% 的患者其抑郁情绪在晨起后加重，度日如年的感觉在下午和晚间有所减轻，但也有部分患者可能在下午或者晚上加重。部分患者不告诉医生自己情绪低落，开心不起来，而是以各种不舒服的躯体症状取而代之，常说自己头痛、脖子痛以及其他部位疼痛；有口干、出汗、视物模糊、心慌、胸闷等，恶心、呕吐、胃部烧灼感、胃肠胀气、便秘、尿频、尿急等。部分患者表现为人际关系紧张，对外界的评价比较敏感，终日惴惴不安。这部分症状我们称之为不典型表现，在临床中并不少见。值得一提的是，以这些不典型症状为表现的抑郁和双相障碍之间可能存在同源的精神病理学特征，关注这些症状，对诊断及治疗尤为重要。

（占　　燕）

第五章　治　　疗

1. 心境障碍的治疗可以停药吗？

得了抑郁症和双相障碍，医生给开了药，吃了药是不是不能停药了呢？对于这个问题，要具体情况具体分析。

通常来说，心境障碍患者在经过规范化的急性期、巩固期、维持期治疗后，完全恢复正常或稳定缓解至少 6 个月，即可认为痊愈，可考虑终止治疗，然而停药要警惕及严防复发，3 次以上复发就要考虑终身服药。因此，心境障碍的停药要慎重并且一定要在医生指导下停药。

切记万万不可自行停药，需要在医生的监测下逐步停药，尽量不要在假期（避免停药后不适又难以及时就诊等）、重大事件（如结婚、负债、丧偶等）以及应激事件发生时考虑停药。韩冬梅等研究报道，通过每周用药剂量减量一半结合隔天停药能减少抑郁症复发。

如果停药后病情复发，就要接受终身服药。改善心境障碍的药物稳定情绪的重要性犹如降糖、降压药物稳定血糖、血压一样。如果服药后患者情绪稳定，不像坐过山车一样跌宕起伏，那么就是一桩万幸的事情，生病有药可治就是幸运儿，切不可为了省钱、省事等其他因素而停药。

（占　燕）

谈『欣』解『忧』话心境

2. 我被诊断为难治性抑郁症,有什么办法拯救我吗?

在抑郁症患者中,有 20%～30% 经抗抑郁药物治疗无效或效果不佳,属于难治性抑郁(treatment-resistant depression,TRD)。目前难治性抑郁定义为:在经过 2 种或多种抗抑郁药足量、足疗程的治疗后,症状仍改善不佳的抑郁症患者。如果你属于难治性抑郁症,首先应该考虑这个诊断的准确性,要考虑排除双相障碍。如果诊断无误,确诊难治性抑郁症,那么可以采取以下治疗方法。

(1)强化初始治疗 对于使用抗抑郁药物治疗的患者,当药物治疗剂量还没有达到治疗上限时,提高药物剂量是合理的选择;对治疗表现出部分反应的患者,尤其是对具有人格障碍和显著心理社会应激源特征的患者,可以考虑延长抗抑郁药治疗时间(如 4～8 周)。对于接受心理治疗的患者,如治疗无效或无法承受治疗,同样需要监测并调整治疗方案。

(2)联合药物治疗

1)联合一种非单胺氧化酶抑制剂(MAOIs)、作用机制不同的抗抑郁药。

2)加用锂盐、甲状腺素、第 2 代抗精神病药。

3)加用抗惊厥药、ω - 3 脂肪酸、叶酸、精神兴奋剂(如莫达芬尼)。

4)如果患者存在明显的焦虑或失眠症状,可加用抗焦虑药或镇静催眠药,包括苯二氮䓬类药物、丁螺环酮或选择性 γ - 氨基丁酸(GABA)激动剂类安眠药(如唑吡坦和佐匹克隆)。

(3)联合心理治疗 当患者有人格、认知、行为等方面问题,或存在较为明显的社会应激事件时,可在药物治疗基础上联合心理治疗。常用的心理治疗方法有支持性心理治疗、认知行为治疗、人际关系治疗等。

（4）联合物理治疗　对于药物治疗效果不佳的患者,无抽搐电休克治疗（MECT）、重复经颅磁刺激（rTMS）或迷走神经刺激治疗（VNS）是可以考虑的治疗方法。

（占　燕）

3. 为什么吃了药病情还是会反复呢?

目前多数精神疾病的病因学及生物学机制仍在研究探索中。药物维持治疗并不能完全防止心境障碍病情的复发。因此,应教育患者及其家属了解复发的早期表现,以便自行监控,及时复诊。导致复发的诱因可能是躯体情况、明显的社会心理因素、季节气候因素、服药依从性不良或药物剂量不足等。因此,在维持治疗期间应密切监测血药浓度,并嘱患者及时复诊观察。复发的早期表现可能为出现睡眠障碍或情绪波动,应及时给予相应处理,如短期应用苯二氮䓬类药或增加剂量,避免发展成完全发作。如病情复发,则应及时调整原维持治疗药物的种类和剂量,尽快控制病情发作。

（徐　妹）

4. 都说使用抗抑郁药对性功能有影响,具体来讲有哪些影响呢?

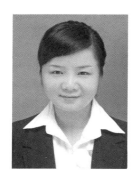

抑郁症是中国伤残健康生命年损失的第二大主因。目前临床药物治疗使用的大部分抗抑郁药物作用机制是以调节单胺类递质系统为基础,主要通过增加 5 - HT、NE、DA 等递质水平缓解情绪低落症状,而对兴趣缺乏、疲乏感、睡眠和认知功能障碍的治疗作用甚微,这些残留症状往往导致疾

病复燃或慢性化,影响患者工作与社交能力,导致生活质量以及社会功能的下降。

性功能障碍是抑郁症常见症状,且目前大部分抗抑郁药物存在性功能障碍的不良反应。抑郁症患者的性功能障碍常被低估,医生很少会问及这一问题,患者也不愿主动提及。然而,性功能障碍往往是影响患者治疗依从性的重要因素。

抗抑郁药物致性功能障碍是比较常见的不良反应,也是患者相对关注度更高的不良反应。抗抑郁药可导致性欲下降、性唤起困难、射精延迟、性感缺失及勃起功能障碍,不良反应发生率高达80%。相比于去甲肾上腺素能药物,服用选择性5-羟色胺再摄取抑制剂(SSRI),患者出现性功能障碍可能性更大。一般而言,米氮平引起性功能障碍概率低,艾司西酞普兰和帕罗西汀引起性功能障碍概率高。对于某些患者,上述不良反应可随药物逐渐减量而消失或减轻。若服用药物作用时间短的抗抑郁药,如舍曲林或帕罗西汀,可停药几天,这一方式可改善半数患者性功能及提高对性生活的满意度。有研究提示,关注性功能时,建议首先考虑阿戈美拉汀、安非他酮、去甲文拉法辛、吗氯贝胺、曲唑酮、维拉佐酮和沃替西汀等。一项米氮平与SSRI治疗抑郁症的随机对照研究中药物致性功能障碍的差异进行Meta分析显示,在治疗抑郁症中,SSRI比米氮平更容易引起性功能障碍,应加以关注。同时,注重伴侣之间的情感沟通、亲密关系,增进和改善两性相处方式、亲密度培养等对抑郁的性功能恢复同样是至关重要的。

(陈思路)

5. 心境障碍的治疗除西药以外还有什么方法治疗?

对于抑郁症患者目前主流的治疗方法是使用抗抑郁西药治疗,另外,中药、藏药、蒙药、物理治疗及心理治疗等均能有效控制

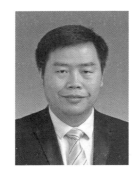

病情,尤其对于轻度抑郁可以考虑使用这些治疗方法。

(1)中药 在抑郁症治疗领域,中药治疗取得了显著的效果,为不少抑郁症患者摆脱了抑郁的心境障碍。中医学认为抑郁症是由于情志所伤,肝失条达,气郁不舒,郁而化火;五志过极,久病肾阴耗,水不济火,心阳亢盛;日久暗耗营血,阴虚生热。因此,中医治疗抑郁症是清热泻火,宜多选用清热之品。中医药治疗的主要内容如下。

1)肝郁气滞:精神抑郁,情绪不宁,沉默不语,善怒易哭,时时态息,胸胁胀闷。舌质淡舌苔薄白,脉弦。治法:疏肝解郁,行气导滞。方药:柴胡10 g、枳壳10 g、香附12 g、白芍15 g、厚朴9 g、菖蒲15 g、远志6 g、郁金10 g。

2)痰浊蒙窍:神情呆滞,沉默痴呆,喃喃自语,或多疑多虑,哭笑无常。舌淡苔白腻,脉弦滑。治法:豁痰开窍,清心安神。方药:水牛角30 g、麦冬12 g、钩藤15 g、远志6 g、石菖蒲10 g、川贝母6 g、鲜竹沥12 g、胆南星6 g、天竺黄10 g。

3)气虚痰结:情感淡漠,不动不语,甚则呆若木鸡,傻笑自语,思维混乱,甚则妄见妄闻,自责自罪,面色萎黄,气短无力。舌淡苔薄白,脉细弱无力。治法:益气健脾,涤痰宜窍。方药:党参12 g、茯苓15 g、生白术11 g、清半夏12 g、陈皮10 g、胆南星6 g、枳实9 g、石菖蒲12 g、淡竹茹12 g、郁金6 g。

4)心脾两虚:病程漫长,迁延日久,面色苍白无华,少动懒言,神思恍惚,心悸易惊,善悲欲哭,意志衰退,妄想妄见妄闻,夜寐梦多,不思饮食,便溏。舌质淡、舌体胖大且边有齿痕、苔薄白,脉沉细而弱。治法:健脾益气,养心安神。方药:人参12 g、炙黄芪

12 g、全当归 12 g、川芎 9 g、茯苓 15 g、炙远志 6 g、柏子仁 12 g、酸枣仁 12 g、五味子 5 g、甘草 5 g、肉桂 10 g。

5）心肝火炽：洋洋自得,口若悬河,谈笑风生,稍有拂意则勃然大怒,暴跳如雷,甚或毁物伤人,倏忽转怒为喜,终日忙碌,毫无倦容,事无巨细,不知所终。舌边尖红或尖红起刺、苔薄黄或薄腻而燥,脉弦数。治法:清心泻火,养心安神。方药:龙胆草 12 g、川黄连 10 g、山栀 12 g、连翘 12 g、芦荟 10 g、生龙齿 30 g、珍珠母 30 g、白芍 15 g、生地 15 g、柏子仁 15 g、琥珀屑 5 g。

6）痰火上扰：烦躁易怒,昼夕无寐,语无伦次,狂乱奔走,力敌众人,冒骂不避亲疏,面红目赤。舌边尖红、苔黄腻、糙燥乏津,脉滑数。治法:清心涤痰,宁神定志。方药:黄连 15 g、黄芩 12 g、龙胆草 12 g、鲜竹茹 12 g、石菖蒲 10 g、胆星 9 g、远志 6 g、茯神木 10 g、生铁落 20 g、丹参 10 g、朱砂 6 g、玄参 10 g、麦冬 10 g。

7）阳明腑热：裸体袒胸,旁若无人,狂笑歌号,叫骂不迭,毁物伤人,骁勇倍常,大便秘结,蓬头垢面,口秽喷人。苔黄腻燥裂或上罩焦黑苔,脉沉实有力。治法:通腑泄热。方药:生大黄 10 g、玄明粉 12 g、炒枳实 6 g、黄连 9 g、山栀 10 g、鲜竹茹 12 g、玄参 10 g、天花粉 14 g、代赭石 15 g、生龙齿 15 g。

8）包络脉淤：少寐易惊,疑虑丛生,妄见妄闻,言语支离,容色晦暗。舌青紫或有瘀斑、苔薄骨,脉小弦或细涩。治法:疏瘀通络。方药:桃仁 10 g、红花 10 g、柴胡 10 g、赤芍药 10 g、制香附 12 g、石菖蒲 10 g、丹参 10 g、郁金 9 g、琥珀粉 5 g、大黄 6 g。

9）心肾失济：狂病久延,时作时止,势已轻瘥,妄言妄为,呼之已能自制,寝不安寐,烦恼焦躁,面红升火,口干便难。舌质红、无苔有剥裂,脉细数。治法:育阴潜阳,交通心肾。方药:黄连 10 g、牛黄 6 g、黄芩 10 g、生地黄 15 g、阿胶 6 g、当归 15 g、白芍 15 g、人参 10 g、茯神木 10 g、酸枣仁 15 g、柏子仁 10 g、远志 6 g、石菖蒲

10 g、生龙齿 15 g、琥珀粉 6 g、朱砂 5 g。

（2）藏药和蒙药　藏药和蒙药作为祖国医学的一部分，对抑郁症的治疗也有一定疗效，但研究相对较少。藏药中佐太是藏语"仁青欧曲佐珠钦木"的简称，又称"甘露精王"，是珍宝类藏成药中最为核心的成分，被用于改善患者抑郁情绪。蒙药中有槟榔十三味丸为代表的"镇赫依法"，能明显改善抑郁情绪。

（3）心理治疗　在药物治疗基础上可以加上心理治疗，尤其适合有明显心理社会因素作用的抑郁发作患者。常用的心理治疗方法包括支持性心理治疗、认知行为治疗、人际治疗、婚姻和家庭治疗、精神动力学治疗等。其中，认知行为治疗对抑郁发作的疗效已经得到公认。认知疗法是基于认为人的情绪和行动来自人对所遭遇的事情的信念、评价、解释或哲学观点，而非来自事情本身。情绪和行为受制于认知，认知是人心理活动的决定因素。认知疗法就是通过改变人的认知过程和由这一过程中所产生的观念，纠正本人的适应不良的情绪或行为。抑郁症患者受情绪影响会产生认知偏差，通过识别和改善患者不良的认知模式、情绪和行为模式，调整婚姻家庭中不利的心理因素，向患者及其家属宣传疾病知识，提高疗效、社会适应性及改善社会功能，提高依从性、减少复发。治疗的目标不仅针对行为、情绪这些外在表现，而且分析患者的思维活动和应付现实的策略，找出错误的认知，以正确的认知来替代。行为主义心理学认为人的行为是后天习得的，既然好的行为可以通过学习而获得，不良的行为和不适应的行为也可以通过学习训练而消除。行为疗法是指基于严格的实验心理学成果，遵循科学的研究准则，运用经典条件反射、操作性条件反射、学习理论和强化作用等基本原理，采用程序化的操作流程，帮助患者消除不良行为，建立健康的新行为。行为疗法帮助患者学会怎样获得更多的满足和奖赏自己的行动，忘掉那些和抑郁发生有关的行为方式。

（4）物理治疗　有严重消极自杀企图及使用抗抑郁药治疗无效的患者可采用改良电抽搐（MECT）治疗。电抽搐治疗后仍需药物维持治疗。近年来又出现了一种新的物理治疗手段——重复经颅磁刺激（rTMS）治疗，主要适用于轻中度的抑郁发作。

（5）光照治疗　光照治疗对于有些季节性的抑郁症患者非常有效，尤其是使用黄光能改善睡眠，促进康复。

（6）运动疗法　运动在改善抑郁症临床症状方面具有明显优势，国内外抑郁症临床治疗中，经常在药物治疗和心理治疗的同时辅以运动处方，促进抑郁症患者的康复。大量研究显示运动具有积极的抗抑郁作用，如打太极拳、练瑜伽、做有氧运动的八段锦等。

（李　君）

6. 抗抑郁治疗为什么会使体重增加，服药后发胖该怎么办？

抗抑郁药使用后会有部分患者出现体形肥胖，一般认为短期使用抗抑郁药时可能出现体重增加，但长期用药与体重增加的相关性尚不明确。国外一项横跨 10 年入组 30 万人的大规模研究提示，使用抗抑郁药者在用药后至少 6 年内持续面临着体重增加风险，在用药第 2～3 年尤为显著。同时，存在首月效应，即首月出现体重显著增重，意味着日后增重的风险很高。

抗抑郁药使用、抑郁症与体重增加之间的关系异常复杂，具体机制尚未阐明。常见的原因如下。

（1）抑郁症与肥胖症互为高危因素　两者可能存在共同的病理生理机制。肥胖症可升高抑郁症风险，反之亦然。神经内分泌、神经免疫和神经营养等机制可能参与了两者的相互作用。其中，HPA 轴在抑郁症/应激和肥胖中均被激活，使其成为抑郁症和肥胖症中最为认可的共同病理生理学途径。

（2）抗抑郁药与体重增加的相关性涉及单胺能通路功能　选择性 5 -羟色胺再摄取抑制剂（SSRI）、5 - HT 及去甲肾上腺素再摄取抑制剂（SNRI）治疗后,突触间隙 5 - HT 积累导致 5 - HT_{2C} 受体下调,造成体重增加。三环类抗抑郁药（tricyclic antidepressants,TCA）和 SNRI 诱发体重增加与组胺能受体的亲和力增加有关。去甲肾上腺素及多巴胺再摄取抑制剂（NDRI）安非他酮可诱发体重显著降低,通过选择性抑制多巴胺能实现的。镇静类抗抑郁药米氮平对 α_2 受体、5 - HT_{2A} 及 5 - HT_{2C} 受体的拮抗及抗组胺受体 H_1 作用,具有显著的增重效应。其抗组胺受体作用可抑制饱腹感,引起能量摄入增加。服用米氮平可引起食欲增加、减缓新陈代谢从而引起脂肪组织生长增加,且对瘦素不敏感。曲唑酮及萘法唑酮均有 5 - HT_{2A} 及 5 - HT_{2C} 拮抗以及 5 - HT 再摄取作用。其中,萘法唑酮的 5 - HT_{2A} 拮抗作用更强,5 - HT_{2C} 拮抗作用较弱,同时具有轻微的 NE 再摄取作用,因此增重风险相对较低。这 2 种药物并不常用于抑郁症治疗,但曲唑酮常作为失眠辅助用药。即使在超说明书低剂量下,曲唑酮仍可发挥抗组胺作用及 α_1 受体拮抗作用,引起意识水平下降及镇静、嗜睡。TCAs 可通过释放肿瘤坏死因子 α 引起体重增加。许多 TCAs 可阻断 H1 受体引起体重增加（如阿米替林、丙咪嗪、氯米帕明）;与此同时,大多数 TCAs 具有拮抗毒蕈碱受体作用。此外,某些去甲肾上腺素能 TCAs（如去甲替林、地昔帕明、普罗替林）具有类似 SNRIs 抑制食欲的作用,可一定程度地抵抗体重增加。新型抗抑郁药维拉佐酮可部分激动中枢神经系统突触前及突触后 5 - HT_{1A} 受体,使其具有独特的抗抑郁作用,此类药物被称为多靶点药物。沃替西汀同样具有 SSRI 作用,并可在突触前部分激动 5 - HT_{1A} 受体,同时对 5 - HT_{1D}、5 - HT_3、5 - HT_7 受体具有拮抗作用。左旋米那普仑具有 5 - HT 及 NE 再摄取抑制作用,因此也可抑制食欲及限制能量摄入。

（3）抗抑郁药对体重增加的影响有待进一步阐明　TCAs（如阿米替林、去甲替林、丙米嗪）、肾上腺素能和特异性5－HT能抗抑郁药（NaSSA,如米氮平）与体重增加相关；安非他酮、氟西汀与体重降低相关。事实上,SSRI类抗抑郁药对体重的影响存在一定的矛盾性。尽管在急性治疗中,SSRI使用与体重减轻有关,但也有许多研究表明,SSRI可能与体重增加的长期风险相关。鉴于临床研究中的高度可变性和多重混淆,SSRI类抗抑郁药对患者体重的长期影响有待进一步阐明（图1）。

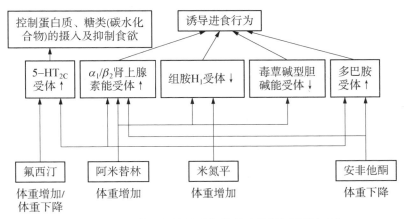

图1　抗抑郁药诱发体重增加的单胺类神经递质机制
注：↑表示激活增加；↓表示激活减少（SH Lee等,2016）。

（4）抑郁患者的行为模式及生活方式可能与体重增加相关
很多患者因兴趣下降、自卑,自然就减少与周围人交往,活动量减少；一些患者可能出现暴饮暴食,造成体重增加。

抗抑郁药物引起的肥胖有以下几种应对方式。①调整药物：在医生指导下减少药物剂量或换用其他抗抑郁类药物。②控制能量与脂肪摄入:要始终关注食物的能量,在膳食中应减少些肥肉,增加些鱼和家禽。③饮食清淡:要少盐,咸的东西吃得越多,就越想吃。少吃那些经加工带有酱汁的食物,这些东西含有丰富的糖、盐和面粉,会增加能量摄入。④常吃蔬菜:要适量吃些含纤维多的水果、蔬菜。⑤平衡膳食:每日按计划均衡安排自己的饮食,同时注意定时、不可滥吃。要减慢吃饭的时间,每顿饭的时间不少于20分钟。⑥多运动:保持能量负平衡。减肥的原则:能量的摄取量必须少于你的消耗量。⑦建立良好的生活方式:有恒心与毅力。在适度节食过程中,不要试一试而要坚持。在美味佳肴面前要节制食欲,适可而止。坚持长期运动,不松懈。⑧必要时给予药物治疗:如使用减肥药物。

(李　君)

7. 女性怀孕期间服抗抑郁药对胎儿有没有影响?

很多女性患者担心妊娠期间服用抗抑郁剂会影响胎儿的发育。事实上,没有任何一种药物对胎儿是绝对安全的。如果母亲病情严重,服药的益处大于对胎儿的危险性时,一定要在专业医生的指导下服用药物。

(1)孕妇抑郁发作时使用抗抑郁药的利　①抗抑郁药治疗比心理治疗见效快,疗效持续且降低了自杀风险。②孕妇的抑郁发作得到控制后能够继续正常怀孕。③患者的社会功能恢复正常,保证胎儿发育所需要的营养和环境。④抑郁症患者可以正常怀孕,保证了婚姻的稳定和家庭幸福。

(2)孕妇抑郁发作时使用抗抑郁药的弊　是药三分毒,孕妇使用抗抑郁药,必然会担心抗抑郁药物对孕妇和胎儿产生影响。因大多数抗抑郁药物都能够透过胎盘进入胎儿体内,其对胎儿的生长发育影响,相关的文献报道较多。归纳起来主要涉及胎儿发育、新生儿发育和长期发育3个方面,具体表现为低体重儿、早产儿、先天畸形、新生儿喂养困难、儿童认知和行为问题等。经过权衡利弊,对于复发风险较大的抑郁症患者,选择一种风险相对小的药物应该是更合理的选择。具体哪种抗抑郁药相对更安全呢? 根据美国食品与药品监督管理局(FDA)的定义,孕期药物分为5大类:①A类——在妊娠早期使用没有致畸作用,整个孕期对妊娠都没有不良反应;②B类——代表无论在动物还是人类,都没有发现孕期使用有何风险,或者在动物实验上有不良反应,但在人类的妊娠过程中没有不良反应;③C类——代表动物实验中,发现药物对动物胚胎有不良反应,但对人类还没有充足的研究,因此尽管这类药存在潜在的风险,但孕期使用还是可以接受的;④D类——人体试验已经证明该类药物对胎儿有危险,只有潜在利益大于潜在危险时才可以谨慎应用;⑤X类——动物实验和人体试验均证明该类药物对胎儿会造成威胁,风险明显大于潜在利益。一般来说,A、B类药在正常剂量下整个孕期都可以使用,C类药要谨慎使用,D类药需要权衡利弊后决定使用,X类药物在任何情况下都不建议使用。因此,如果必须服药的话,应该尽量选择A、B类药物。遗憾的是,抗抑郁药物目前还没有A类药物,B类的也不多,大部分都是C类,还有些是D类。

　　抗抑郁药物FDA孕期安全分级如下。①A类:无;②B类:安非他酮,马普替林;③C类:氟西汀,舍曲林,艾司西酞普兰,西酞普兰,氟伏沙明,度洛西汀,文拉法辛,米氮平,多塞平,曲唑酮;④D类:帕罗西汀,阿米替林,氯米帕明。可见,常用的抗抑郁药绝大部分被划为B或C类,在孕期使用要更加慎重,必要时也可以应用。

　　总之,在抑郁症患者孕期,需要和家人、妇产科医生、精神科医生充分沟通后,做好孕前病情评估,选择合理的抗抑郁药物,认清相关风险和获益可能,充分权衡利弊,谨慎做出决定。若怀孕期间使用抗抑郁药物,要更多地和精神科医生及妇产科医生沟通,并积极在精神科和妇产科门诊随访,加强监测胎儿的发育情况。

(李　君)

8. 服药对男性(备孕期间)精子有没有影响?

大部分研究发现 SSRI 对精液参数和精子质量有负面影响,而少数研究提示影响不大。这说明 SSRI 可能对精子质量产生不良影响,但仍须进一步研究。一般正常性行为后能与卵子结合的精子都是质量好的精子,质量差的精子在受精前都已死亡。同时,要注意大多数抗抑郁药有可能导致性功能障碍,出现如射精延迟、射精困难及不射精等,但这种不良反应是可逆性的,也就是说,一旦停用抗抑郁药,这种由于抗抑郁药导致的性功能障碍是能自动缓解的。所以,不用担心这种不良反应会持续存在。另外,抑郁症本身就可能导致性功能障碍,这些性功能障碍并不仅仅是性欲的缺乏,实际上包括多种性功能障碍,如勃起障碍、高潮障碍等。不难发现,抗抑郁药物对男性抑郁症患者的性功能及精子都存在影响,但是对于能受精并最后成功形成受精卵的精子影响则不大。

(李　君)

9. 听说吸毒可以治疗抑郁症,是真的吗?

首先,要明确吸毒不能治疗抑郁症。使用毒品在短期内可以减少抑郁情绪,是因为使用毒品后使得犒赏系统多巴胺分泌增加,产生快感,这也是许多情感障碍患者容易合并使用精神活性物质的原因。但是,长期使用毒品后会产生对毒品生理和心理上的依赖,即成瘾,会出现精神异常,如有幻觉及妄想。很多人为了毒资甚至走上违法道路。

被称为"K粉"的毒品氯胺酮在临床上静脉使用能快速缓解抑郁症患者抑郁情绪,防止自杀,且对难治性抑郁非常有效。其机制如下:①NMDARs、AMPARs和海人藻酸受体是中枢神经系统的亲离子谷氨酸受体,在兴奋性突触信号转导中起重要作用。氯胺酮是N-甲基-D-天冬氨酸受体(N-methyl-d-aspartate receptor,NMDAR)拮抗剂,同时通过α-氨基-3-羟基-5-甲基-4-异噁唑受体(AMPARs)加强对谷氨酸传递,在毒蕈碱乙酰胆碱受体中有额外的抑制作用,故能有效改善抑郁情绪。②在小鼠模型中研究显示,氯胺酮的抗抑郁疗效依赖BDNF的快速合成。氯胺酮导致海马(而非伏隔核)中BDNF的水平增加。氯胺酮使真核生物延长因子2(eukaryotic elongation factor 2,eEF2)激酶失活,导致eEF2磷酸化减少,BDNF基因翻译速度增加。③氯胺酮能快速激活哺乳类动物mTOR通路,导致突触蛋白信号转导水平和数量增加,提高大鼠前额叶脊髓神经突触。阻断mTOR通路则可完全阻断氯胺酮诱导的神经元再生作用及动物抑郁症模型的氯胺酮抗抑郁行为反应。氯胺酮能增加其他突触可塑性递质的活性,包括细胞外信号调节激酶和蛋白激酶B。

目前FDA已经批准氯胺酮的S-对映异构体——艾司氯胺酮上市,可以在临床上使用。这为重度抑郁症的快速有效治疗带来佳音,同时为难治性抑郁患者提供了有效治疗的途径。但是,使用氯胺酮和艾司氯胺酮仍然存在安全隐患,这2种药物都有可能诱发类似精神病的状态,也有可能被滥用。在临床实际应用时要做好风险评估及减轻策略(REMS),以降低镇静、解离、滥用及误用所造成的严重不良转归风险。目前艾司氯胺酮必须在有医疗监测条件、能够针对不良反应开展至少2小时监测的医疗机构处方及给药,艾司氯胺酮药房必须确保药物仅分发给REMS认证的诊所及医院,即只能接受患者在诊所或医院内应用,不允许在医院外流通。

（李　君）

10. 抑郁症通过自我调节可以自愈吗？

从目前的临床研究来看,有些轻度抑郁症可以自愈,平均自愈时间大概是半年,但只是部分患者在发病后半年内有自愈的可能。除了积极的药物和心理治疗外,确实需要采取一些自我调节的方法,帮助改善抑郁,特别是轻度的抑郁症。以下是一些常见的自我调节方法。

（1）做一些能帮助放松的事　放松的方式有很多,如经常读一些有趣的书籍,听些舒缓的音乐,看一些搞笑的视频,听一些诙谐幽默的相声,练一练书法,做一些瑜伽等放松训练,等等。

（2）沐浴阳光,多做运动　据有关研究证实,阳光是极好的天然抗抑郁药物,而早晨的阳光效果最佳。在阳光照耀下会渐渐找回放松的心情。同时,可采用运动疗法,如打球、跑步、散步等。

（3）培养自信　自信是战胜一切恐惧、紧张、担忧、惶恐等不良情绪的法宝。每日都要用积极的语言暗示自己,相信自己没问题。不管是工作中还是生活中遇到的问题,都要相信自己能够处理好。实在处理不好也不要过分自责,以顺其自然的心态处理,千万不要当成一回事,憋藏在心里,损害身体健康。

（4）养成良好的生活规律　抑郁症患者一般睡眠、饮食和日常活动都受到不同程度的影响,所以尽可能保持日常生活的规律。将自己的生活作息合理化,早睡早起,每日至少做一件有意义的事让自己的生活充实起来。不宜整日持续工作,每日加班不宜超过2小时,否则会导致慢性疲劳。

（5）多吃些富含维生素B和氨基酸的食物　喝玫瑰花茶可抗抑郁:玫瑰花的药性非常温和,能够温养人的心肝血脉,舒发体内郁气,具有镇静、安抚、抗抑郁的功效。吃鱼能减轻心理焦虑,赶走抑郁情绪:鱼肉中所含的 $\omega-3$ 脂肪酸能产生相当于抗抑郁药的类似作用,改善精神障碍,使人的心理焦虑减轻。

（6）保持良好的社会支持系统　家人、亲戚、朋友、同学、同事、邻居等都可以成为我们的社会支持系统。抑郁的时候,一定要学会求助于自己的支持系统,尤其是亲人,相信他们都会愿意成为你最强有力的支撑。

（7）合理宣泄抑郁情绪　从个体心理的角度而言,人都有交流、宣泄、归属的需要,哪怕是身处荒岛,也会自言自语或向花草树木、鸟兽倾诉。因此,宣泄疗法是非常有效的自我调节方法。宣泄的对象可以是自己的父母家人,也可以是知交好友;也可以写一些属于自己心灵上的文字。

当然,在很多情况下仅靠自我调节是不够的。虽然抑郁症的确有一定的自愈性,但得了抑郁症等待自愈太冒险,不值得提倡。首先,抑郁症自愈只是少部分患者,并且第 1 次自愈之后,有可能第 2 次发作。其次,在这半年里,很多事情都可能导致病情恶化,降低工作、生活质量,还可能出现自杀的风险。因此,得了抑郁症,建议进行规范的医学治疗。

（徐　妹）

11. 我觉得状态还可以的时候可以减药吗？

情感障碍的患者经过一段时间的系统药物治疗之后,大部分患者的病情会明显好转。例如,抑郁为主要表现的患者会有明显情绪好转、食欲增加、睡眠逐渐恢复正常、愉快感增加、消极观念消失等变化;躁狂为主要表现的患者会出现情绪平稳,兴奋、话多逐渐减少,鲁莽行为好转等病情的变化。有些患者自觉病情好转,自己状态还可以,就会有是否可以减药的疑问,更有甚者会自行减

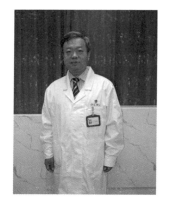

药。即使患者"久病成良医"，具备一定的心理学或精神科知识，但由于"只缘身在此山中"，仍然无法对于自身病情做出完整、系统的医学评估。有一些自评的量表工具，如 PHQ-9（患者健康问卷），只能反映患者部分病情变化，不能单单以此成为依据减药。患者仍然要到医院精神科或心理科门诊，由精神科医生通过与患者交流谈话详细了解病史，进行专业的精神检查，配合专业的心理量表测量，进行综合全面的系统医学评估，进而指导用药情况，获得最佳治疗方案。

（吴宇杰）

12. 什么情况下，我需要住院治疗？

在多数情况下，抑郁症患者不需要住院治疗。如果重度抑郁症伴自杀等高风险或出现病情不稳定等情况时，建议住院治疗。如果有自杀行为的患者，必须住院治疗。

1）抑郁症患者如果发生危害自身的行为或者有伤害自身危险的，出于保护患者的生命健康，要对患者实施住院治疗。

2）患者有自杀意念时要住院。抑郁症患者为了从"极度痛苦"中解脱出来想到了自杀，如果这种倾向很明显，而且家人无法防范的话，最好住院治疗。

3）焦虑和焦躁感强烈，表现出明显的痛苦或激越，自尊丧失、无用感、自罪感突出等不稳定状态时，最好住院治疗。

4）因长期食欲不振、睡眠出现严重障碍而引起明显体重下降时，或者同时患有糖尿病、癌症等其他疾病时，医生也会建议患者住院治疗。住院治疗有利于对患者进行全面检查。

5）医生有时也会建议在家无法好好休息的患者住院治疗。有的患者在家总想着工作上的事情，往公司打个电话，或者打开电脑，不能充分休息等，住院治疗可以保证这类患者安心休息。

我们也必须考虑到住院给患者带来的感受。姑且不论可能出现自杀的紧急情况，有的患者会觉得自己的病原来已经严重到需要住院的地步，或者因为住进精神科治疗而受到打击导致情绪一落千丈。因此，家人要和医生好好权衡之后再作决定。

（徐　妹）

13. 我情绪不好，可以到哪些地方寻求帮助？

最近也有不少朋友会问，情绪不好可以到哪里去看或可以到哪些地方寻求帮助。事实上，在这方面上海市的资源还是很丰富的。首先，如果是学生，各个学校都有学校心理咨询室，学校的心理老师长期与学生接触，具备相关的专业知识，且老师一直在校，学生咨询也方便。其次，上海各个区都有未成年人心理健康中心，可以拨打各中心的预约电话，工作人员会安排时间让学生及其家长与专业的心理咨询师当面咨询。如果是成年人遇到情绪不好，还可以拨打市心理援助热线和区心理援助热线，提供心理疏导及危机干预；还有一些社区协助资源，可至各街道社区卫生服务中心寻求帮助。最后，如果自我感觉症状较为严重，可能需要结合药物治疗的话，市级精神卫生服务专科机构、各个区级精神卫生中心，还有不少综合性医院也开设了心理咨询门诊，门诊医生兼具精神科医生和心理咨询师的专业背景，可以更有效地帮助评估和后期治疗。

中国有句古话"病向浅中医"，即越早干预心理健康恢复也越快,所以出现情绪不佳,应尽早寻求帮助。

(徐　妹)

14. 很多疾病都推荐单一用药,而心境障碍治疗常联合用药,这该怎么解释?

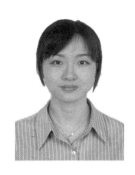

抑郁障碍尽可能采用单一、足量、足疗程的治疗。在单药治疗以及换药治疗无效的情况下,可考虑2种作用机制不同的抗抑郁药物合并治疗以增加疗效。双相障碍的药物治疗是以心境稳定剂为基础,根据病情需要,联合用药。药物联用的方式包括心境稳定剂加用抗精神病药、2种心境稳定剂联用、2种心境稳定剂加用抗精神病药、心境稳定剂联合抗抑郁药、心境稳定剂加用苯二氮䓬类药物等。此外,当心境障碍共病焦虑障碍、躯体疾病、物质依赖等时,也要积极治疗共病,必要时联合用药。其目的在于提高疗效,改善依从性,预防复发和自杀,改善社会功能和更好地提高患者的生活质量。在联合用药时,要了解和考虑药物对代谢酶的诱导或抑制产生的药物相互作用,定期监测血清药物浓度、评估疗效及不良反应。

(鲍　丽)

15. 什么情感稳定剂对学习影响小?

情感稳定剂对学习的影响主要表现在神经系统不良反应(如精神萎靡、无力、嗜睡、视物模糊、头晕、头痛、震颤等)、认知功能不良反应(如记忆力减退、注意力下降等)方面。锂盐、丙戊酸钠、卡马西平对认知功能的不良反应较少,拉莫三嗪对记忆的损害要大一些。需要注意的是,已有证据显示躁狂或抑郁反复发作可导致神经退行性病变,其神经毒性的机制包括神经炎症、活性氧、活性氮及细胞凋亡等。上述神经退行性病变可导致神经组织丧失及脑功能的下降,不仅影响患者的功能恢复,还会影响日后治疗应答及转归,即"越病越难治"。幸运的是,应用精神科药物不仅可以稳定临床症状,还可通过其神经保护作用拮抗精神疾病对神经的损害。很多研究显示,抗抑郁药、心境稳定剂及非典型抗精神病药均具有神经保护效应,包括刺激神经再生、防治细胞凋亡及提高神经营养因子水平等。

(鲍　丽)

16. 青少年患者使用药物治疗要关注哪些不良反应?

目前大多精神科药物没有针对儿童青少年的适应证,使用时除了需要遵守成年患者用药的基本原则以外,还要特别注意如下内容:即全面评估原则、知情同意原则、对症处理原则、最优化选药原则、个体化用药原则、足疗程原则、重视治疗联盟、重视健康教育。由于青少年处于生长发育阶段,各项生理功能系统尚未充分发育,并且面临紧张的学习任务。青少年使用药物时尤要注意药物对胃肠道、肝肾功能、认知功能、内分泌及代谢功能的影响等。儿童青少年患者较成年患者更易出现锥体外系不良反应、催乳素升高、镇静、体重增加,即代谢方面的不良反应要予以特别注意。另外,SSRI 可能增加短期自杀风险。因此,儿童青少年在使用药物治疗过程中,医生要定期评估症状、观察疗效。前 3 个月每月随访监测身高、体重和血象,以后每 6 个月 1 次,加强血药浓度监测,并提供生活方式建议。

(鲍　丽)

17. 双相障碍在什么情况下可以服抗抑郁药，要服多久？

对于双相障碍是否可以使用抗抑郁药，在精神医学专业领域尚有争论。无论是 2018 年版《加拿大抑郁和焦虑治疗网络/国际双相障碍学会双相障碍管理指南》，还是 2015 年第 2 版《中国双相障碍防治指南》都不推荐双相障碍患者服用抗抑郁药。有些专家对于双相障碍使用抗抑郁药持否定态度。也有部分专家认为双相障碍可以使用抗抑郁药，但要符合以下情况下才能使用。

1）患者目前存在严重的抑郁，其他药物治疗无效。

2）既往抑郁发作时服用抗抑郁药物有效。

3）服用抗抑郁药物时必须同时使用心境稳定剂，如丙戊酸盐、卡马西平、碳酸锂等。

4）一旦抑郁情况改善，立即停用抗抑郁药物。

对于双相障碍的抗抑郁药物选择必须慎重，不宜使用盐酸文拉法辛、帕罗西汀等转躁率高的药物，应该选择相对安全且不易转躁的抗抑郁药。在使用过程中密切观察病情变化，一旦转为躁狂发作迹象，立即停用抗抑郁药物；同样，抗抑郁药物服用时间不宜过长，一旦抑郁症状改善，立即停药。

（吴宇杰）

18. 服用抗抑郁药物会诱发躁狂吗？

抗抑郁药物是抑郁症的主要治疗手段，对抑郁情绪及伴随的焦虑紧张、躯体化症状具有明确效果。不过，药物说明书对于抗抑郁药物诱发躁狂风险的提醒，往往会引起患者及其家属的注意，甚至影响患者的治疗依从性。其实，对于单纯抑郁症患者，抗抑郁药物诱发躁狂风险非常低，相比于抗抑郁的疗效获益可以忽略不计，我们对此不必过分担心。但是，对于双相障碍（俗称躁郁症）患者抑郁发作阶段，抗抑郁药物治疗诱发躁狂的风险明显上升，据报道发生率在 5％以上，甚至高达 20％。因此，双相障碍抑郁发作期，抗抑郁药物应谨慎使用甚至禁用。必须使用时，要在心境稳定剂（如碳酸锂）治疗基础上，选择转躁风险较低的抗抑郁药物。抗抑郁药物一般用于单独使用心境稳定剂无效、抑郁症状严重、抑郁发作持续时间长、既往治疗提示抗抑郁药物有效的双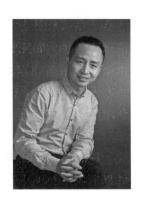相障碍患者。国际双相障碍学会（ISBD）建议，双相障碍抑郁发作急性期若考虑使用抗抑郁药物时，应充分评估既往抗抑郁药物的疗效，避免在伴随 2 种或 2 种以上躁狂症状的精神运动性激越及快速循环型患者中使用，需要在使用期间密切观察（轻）躁狂症状及精神运动性激越表现，一旦发现这些表现立即停用抗抑郁药物。以下情况应避免使用或慎用抗抑郁药物：既往有抗抑郁药诱发躁狂或轻躁狂发作史、存在混合发作或以混合发作为主要表现、近期出现快速循环等。此外，进入巩固维持治疗阶段，抗抑郁药物应尽早停用。

（汪作为）

19. 医生是如何选择合适的抗抑郁药的？

抑郁症的病因及发病机制目前尚不清楚，因此抗抑郁药选择无法做到基于病因的精准治疗，临床医生主要综合以下因素选择合适的抗抑郁药及制订个体化治疗方案。首先，医生要全面、充分了解患者信息，包括抑郁发作特征及病程特点，既往诊治情况及抗抑郁药疗效，患者的个性特征及其家庭成员中其他类似患者对抗抑郁药效果。其次，综合患者的年龄、性别、躯体疾病及是否服用其他内科药物等因素,评估患者对抗抑郁药的安全性与耐受性,从而选择安全性较高且患者耐受性更好的抗抑郁药。有的抗抑郁药与其他内科药物相互作用会增加药物不良反应,有的抗抑郁药会影响心血管系统,要谨慎选择。第三,针对患者抑郁发作类型及特征,选择不同作用机制的抗抑郁药。例如:有的抗抑郁药对抑郁症伴发焦虑、失眠效果好;有的抗抑郁药对抑郁症伴发的其他疾病效果好。双相障碍抑郁发作则需按照一定的治疗原则选择转躁风险较小的抗抑郁药。第四,选择抗抑郁药时要考虑患者的服药偏好及便利性,药物可获得性及价格因素。有些抗抑郁药物虽然疗效确切,但是在一些偏远地区患者无法获得这些抗抑郁药,或者无力支付昂贵的药费。现有的抗抑郁药总体疗效为60%～70%,但仍有部分患者疗效不佳,要考虑患者的个性特征及心理社会因素影响,以及患者使用药物的依从性,必要时联合采取心理治疗、物理治疗等措施,以增加抗抑郁的疗效。

(汪作为)

20. 适合抑郁症的心理治疗有哪些?

按照生物-心理-社会医学模式,对于抑郁症的治疗除了药物治疗,同时可以合并心理治疗,使患者症状减轻,恢复社会功能,改善服药依从性,防止疾病复发。心理治疗种类繁多,在此探讨一些适合抑郁症的心理治疗。

(1)认知-行为治疗　认知-行为治疗由 A. T. Beck 在 20 世纪 60 年代发展出的一种结构、短程、认知取向的心理治疗方法,针对抑郁症、焦虑症等心理疾病和不合理认知导致的心理问题。其着眼点放在患者不合理的认知问题上,通过改变患者对己、对人或对事的看法与态度来改变心理问题。

(2)团体心理治疗　团体心理治疗一般由 1～2 名治疗师主

持,由8～15名具有相同或不同问题的治疗对象组成。治疗以聚会的方式出现,可每周1次,每次时间1.5～2小时,治疗次数可视患者的具体问题和具体情况而定。在治疗期间,团体成员就大家所共同关心的问题进行讨论,观察和分析有关自己和他人的心理与行为反应、情感体验和人际关系,从而使自己的行为得以改善。团体心理治疗的特色在于随着时间的进展,团体成员自然形成一种亲近、合作、相互帮助、相互支持的关系和气氛。这种关系为每一位患者提供了一种与团体其他成员相互作用的机会,使他们尝试以另一种角度来面对生活,通过观察分析别人的问题而对自己的问题有更深刻的认识,并在别人的帮助下解决自己的问题。

（3）家庭治疗　　家庭治疗以整个家庭作为治疗单位,关注家庭成员间的互动关系和沟通的问题,是处理人际关系的一种方法。抑郁症患者经常出现婚姻及家庭的问题,通过家庭全体成员参与的家庭治疗,对缓解抑郁、降低复发有明显作用。

（4）森田治疗　　森田治疗由日本东京慈惠会医科大学森田正马教授创立,基本治疗原则是"顺其自然"。顺其自然就是接受和服从事物运行的客观法则,最终打破神经质患者的精神交互作用。要求患者在顺其自然法则的指导下正视消极体验,接受各种症状的出现,把心思放在应该做的事情上。这样,患者心里的动机冲突就排除了,痛苦就减轻了。通过森田治疗,使抑郁症患者减少内心冲突导致的痛苦,对缓解病情起到一定作用。

（5）内观治疗　　内观疗法于1953年由日本学者吉本伊信提出,"内观"指"观内""了解自己""凝视内心中的自我"。借用佛学"观察自我内心"的方法,设置特定的程序进行"集中内省",达到自我精神修养或治疗精神障碍的目的。内观疗法又称为"观察自己法""洞察自我法"。通过内观体悟,放下既定的经验、思维、逻辑、知识等,快速到达症状根源,化解自我执着心、比较心与妄想心,从而整合内心分裂与矛盾,解脱心理痛苦。

（6）人际交往心理治疗　人际交往心理治疗是指以改善来访者的人际关系为重点的心理治疗。能够认识并发现抑郁发生的促发因素,治疗重点在于患者当前人际交往存在的问题。人际交往心理治疗克服因人际交往困难而产生的情绪抑郁或行为障碍,采用新的行为反应形式,缓解抑郁症患者急性期的抑郁症状。

（7）正念疗法　近年来正念疗法颇为流行。正念疗法是对以正念为核心的各种心理疗法的统称。"正念"最初来自佛教的八正道,是佛教的一种修行方式。它强调有意识、不带评判地觉察当下,是佛教禅修主要的方法之一。西方的心理学家和医学家将正念的概念和方法从佛教中提炼出来,剥离其宗教成分,发展出多种以正念为基础的心理疗法。正念疗法被广泛应用于治疗和缓解焦虑、抑郁、强迫、冲动等情绪心理问题。

值得注意的是,心理治疗不能被过度"神化"。心理治疗不是一蹴而就,不能单凭几次心理治疗就指望立即起效,必须遵循科学规律循序渐进,不能完全替代药物治疗。此外,选择正规的心理咨询机构也非常重要。

（吴宇杰）

21. 哪些药物被国家批准用于儿童抑郁症治疗?

目前抗抑郁药物种类繁多,但适用于成年人的抗抑郁药物是否同样适用于儿童? 截至 2018 年 12 月,美国 FDA 只是批准部分抗抑郁药使用,见表 2。

表 2　FDA 批准的治疗儿童抑郁症的药物

药物	适用年龄（岁）	诊断
氯米帕明	≥10	强迫症
度洛西汀	≥7	广泛性焦虑障碍
艾司西酞普兰	≥12	抑郁症
氟西汀	≥8	抑郁症
氟西汀	≥7	强迫症
氟伏沙明	≥8	强迫症
奥氟合剂	≥10	双相抑郁
舍曲林	≥6	强迫症

　　截至 2018 年 12 月,国家食品药品监督管理总局(CFDA)尚未批准任何一种抗抑郁药用于儿童抑郁症治疗。《中国抑郁障碍防治指南(第二版)》明确指出:舍曲林在国内外有治疗儿童青少年抑郁障碍的适应证,适用于年龄≥6 岁的儿童,疗效和安全性确切;同时,指出氟西汀和西酞普兰是国外少年儿童的一线用药。

　　近年来新型抗抑郁剂渐渐取代了 TCAs 对成年人抑郁症的治疗,同样 SSRI 等新型抗抑郁药广泛用于少年儿童的治疗,且处方量逐年增加。值得注意的是,2004 年 FDA 发出警告,SSRI 可能增加 18 岁以下少年儿童抑郁症患者的自杀风险,要求制药公司在说明书上对此采用黑色标记以示警告。

　　对于儿童抑郁症的就诊对象,医生应该与其监护人或委托人充分沟通,分析病情,陈述用药与否的利弊,说明药物不良反应,告知服药后须观察注意自杀风险,在取得儿童监护人或委托人同意情况下,由监护人或其委托人在用药告知书上签字后,进行药物治疗。选择新型抗抑郁药须注意安全性,注意儿童药物剂量与成年人区别,观察治疗中药物的不良反应,特别注意自杀风险的防范。

（吴宇杰）

22. 抑郁症是"心病"只须"心药"医？

有些人有这样一个逻辑：既然得了心理疾病，那就需要心理治疗了，心病还须"心药"医，为什么还要吃药呢？

崔永元曾就社会对抑郁症的误解进行过反驳："那些说抑郁症不是病，而是想不开、心眼小的人，你们吃我的药试试，那个药劲是非常大的，我吃那个药，2粒、3粒，早晨5点、6点、7点、8点才能入睡。没有这种病的人，吃了这个药，可能3天都睡不醒。"其实，抑郁症虽然说是一种心理疾病，但在本质上是有生物学改变的，比如脑内某些化学物质浓度的变化。通过对抑郁症患者大脑的研究发现，其大脑内的神经递质紊乱，血清素、DA、NE浓度低于正常人。最为关键的是，抑郁症患者大脑内的5-HT水平特别低。当5-HT在大脑中的浓度下降时，就会出现不开心、对什么都提不起兴趣、全身疲乏、经常忘事、没有欲望、心灰意冷、感觉生不如死，甚至有自杀倾向。这些神经递质变化是疾病发生的基础，通常需要药物干预。所以，不要对抑郁症患者说"开心一点""想开一点"这类话，因为他们已经失去了"开心""想开"的精神调节机制，所以抑郁症是一种疾病，不是自我调节坏情绪就可以治好的。心理治疗作为药物治疗的辅助方法，主要是改变患者的不良认知模式，进而减轻抑郁。对于中度和重度的抑郁症患者，药物治疗不仅是首选，也是必须的。如果这类患者坚持只做心理治疗而拒绝药物治疗，那么出现自杀观念甚至是自杀行为的风险则大大增加。

这种疾病还与人类的基因有关，可能进一步导致神经递质浓度的变化。所以，抑郁症和"狭隘""小心眼""心情不好"不是一码

谈「欣」解「忧」话心境

事。若怀疑自己得了抑郁症，一定要及时去看精神科医生。

（朱　娜）

23. 同样是抑郁症为什么我吃的抗抑郁药没有效果？

抑郁症的病因目前尚不完全明确，但科学家认为这种疾病与大脑中的 5 - HT 能系统有关。SSRI 能够提高神经元连接处神经递质 5 - HT 的水平，帮助缓解许多抑郁症患者的症状。然而，临床有近 30% 的抑郁症患者对 SSRI 治疗无应答，因此不免有郁郁寡欢的患者发出"同样是抑郁症为什么我吃的抗抑郁药没有效果"的疑问。

有科学团队研究发现，与健康对照和药物治疗应答组相比，药物治疗无应答患者来源的 5 - HT 能神经元表现出神经突触生长和形态的改变，无应答组的神经元比应答组的神经元投射更长，这些异常的特征可能导致大脑某些区域的神经元交流过多，而其他区域的神经元交流不足，从而改变 5 - HT 能回路中的交流，通俗点讲就是无应答组存在 SSRI 无法修复的 5 - HT 能神经元系统紊乱，导致抑郁症患者对 SSRI 的耐药性。

（朱明环）

24. 服用抗抑郁药，还能愉快吸烟吗？

在回答这个问题之前，要先了解一个名词"肝脏微粒体酶"，简称"肝药酶"。你知道吗，其实药物跟食物一样，在体内都有一个从吸收到排出的过程，这个过程是在某些物质的帮助下进行的，肝药酶就是这样一种物质。绝大多数种类的药物在体内完成治疗的使命后，都要得到它的帮助才能排出体外。如果有种物质增强了肝药酶的活性，就会使药物在人体内排出过快，导致疗效降低。

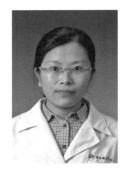

烟草含有烃类物质,后者能增强 CYP1A2（可以理解为肝药酶家族中的一员）的活性,CYP1A2 活性增强以后,人体对药物（特指主要通过 CYP1A2 来代谢的药物,其他的药物不受影响）的代谢就会变快。简而言之,吃进去的药物在体内过早排出,等同于少吃了药物,导致摄入的药物低于治疗所需剂量,从而降低疗效。研究表明,对于氟伏沙明、度洛西汀、米氮平及曲唑酮等抗抑郁药而言,吸烟者体内的药物浓度低于非吸烟者,而使用这些药物的患者在治疗过程中戒烟,其体内药量可能随之升高。由于药物不良反应常常跟剂量有关,所以大家要加以警惕。如果你服用抗抑郁药,同时长期大量吸烟或准备戒烟,还是让医生帮你评估一下吧。

（张成芳）

25. 聊聊"电休克"那些事?

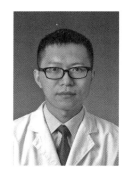

近来经常遇到一些抑郁症患者及其家属向我咨询"电休克"的问题,看着他们一副忧心忡忡的样子,我就知道是被"电休克"这一可怕的名词吓到了。说起有关精神病院的各种传闻,比如监狱一样的病房,电击患者,把患者五花大绑之类,不一而足。其中,以"电休克"最为神秘可怕,甚至还会和"网瘾"少年们的噩梦、电击戒"网瘾"混为一谈。有些患者及其家属出于恐惧都准备放弃。

说实话,以前"电休克"由于各种影视作品和媒体的渲染被赋予了太多的象征意义,就像是精神病院的终极传说,让人避之不及。我们知道,对于一个不了解的事物很多人会觉得恐惧(更何况是会在惊悚片里出现的内容),但是解除恐惧的最好办法不是回避,而是面对它、了解它。在此和大家聊聊"电休克"的那些事儿。

改良电抽搐治疗(MECT)是一项极为安全、有效治疗某些精神疾病的医学方法。这种治疗方法,是采用定量的电流通过头皮,引起脑内的一次癫痫发作。由于患者是在全身麻醉的睡眠状态下,所以该治疗是无痛的。

MECT已被应用了60余年。在美国,每年估计有10万人接受MECT。患者如有严重的抑郁症、极度躁狂或某些精神分裂症,最适合进行MECT。通常在以下情况时可进行MECT:①其他治疗方法无效;②其他治疗方法不够安全或难以忍受;③患者以前进行MECT的效果良好;④精神科医生认为MECT在患者快速安全康复中尤其重要。

采用药物或心理治疗(谈话治疗),并不能使所有的患者病情有所改善。实际上,当有些疾病(如抑郁症)非常严重时,单独进行心理治疗往往还不够。对于某些患者,药物治疗的医疗风险可能比MECT的医疗风险还要大,尤其是那些患有严重疾病者,如某些心脏病。当患者患有危及生命的精神疾病(如自杀倾向)时,建议进行MECT,因为MECT比药物疗效快。总的来说,大部分抑郁症患者进行MECT后,疗效显著。那些药物治疗效果不佳的患者进行MECT后,大部分疗效显著,使得MECT成为最有效的治疗抑郁症的方法。

很多人可能在想"想想都可怕,脑袋被电一下,是不是很疼,会不会电傻了"。事实上,对大多数患者来说,治疗后除了有点头晕之外,并没有特别的不适。最常见的不良反应是治疗期间陈述性记忆下降(主要是顺行性和逆行性遗忘),顺行性遗忘大多在治疗

第五章 治 疗

后即刻发生,不会持续很长时间,但逆行性遗忘持续时间比较长,患者会不记得过去数月甚至数年发生过的一些事情,恢复时间可能需要 1 个月以上,这会让有些患者感到不安。这主要是因为海马和内侧颞叶受到电流刺激,造成这部分记忆的"提取"出现了问题,因此治疗的次数越多,治疗间隔时间越短,治疗时用的电量越大,患者感到遗忘程度越厉害。好在大多数患者的治疗次数在 6～12 次之间,治疗频次在每周 2～3 次,因此不会对日常生活造成很大的困扰。随着精神状态的改善,做事效率的增强,生活质量会有很大的提高,这在抑郁症患者中特别明显。很多重度抑郁症患者做完治疗后的第一感觉是心情明显得到放松,随着情绪的改善,总体认知功能有所提高。当然,要彻底消除这一不良反应还有赖于科技的进步,目前新一代的磁抽搐治疗技术已经在路上,避免了电流对海马和内侧颞叶的直接刺激,对记忆几乎没有影响。

希望大家对电抽搐治疗有个比较客观的认识。

（杨振东　张　洁）

26. 药物治疗又贵又有不良反应,做心理治疗是不是就能不吃药或者少吃药了?

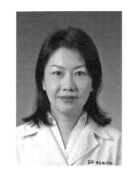

没有一种药物是百分之百无不良反应的,别人吃得好好的药物换成你可能会出现明显的不良反应;反之亦然。这是因为人与人之间存在个体差异。就算是同一个人在躯体状况不同的时候显现的药物不良反应也有不同,所以不能一概而论,只要是正规医院采购的药物都是有质量保证的。心理治疗也不是万能的,就像心境障碍的患者,大部分时间药物治疗是基础,在症状明显的时候患者根本无法集中注意力与人沟通,这个时候当然无法进行心理治疗。当病症得到缓解,再辅以心理治疗则可以帮助患者多关注积极的方面,避免在消极的方面过度消耗,促进患者早日恢复到正常的工作和生活状态。"不用吃药、包治百病"之类的话绝对不可能从精神科医生的口中说出来。药物治疗和心理治疗,正所谓尺有所短、寸有所长,在具体的治疗把控方面,把专业的事交给专业的人。

(刘海君　张　洁)

27. 抑郁症需要治疗多久?

必须强调的是:坚持服药,全病程很重要。首次抑郁症发作后如果不服药,大约有 1/3 的患者会在 1 年内复发,50% 的患者在疾病发生后 2 年内复发,75%~80% 的患者会在 5 年内复发。

为改善这种高复发性疾病的预后,防止复燃及复发,目前倡导全病程治疗。全病程治疗策略分为急性期治疗、巩固期治疗和维持期治疗(1/A)。

(1)急性期治疗(8~12 周)　控制症状,尽量达到临床治愈与促进功能恢复到病前水平,提高患者生活质量。急性期的疗效决定预后,须合理治疗以提高患者长期预后和促进社会功能康复。

(2)巩固期治疗(4~9 个月)　在此期间患者病情不稳定,复燃风险较大,原则上应继续使用急性期治疗有效的药物,并强调治疗方案、药物记录、使用方法保持不变。

(3)维持期治疗　维持治疗时间的研究尚不充分,一般倾向至少 2~3 年,多次复发(≥3 次)以及有明显残留症状者主张长期维持治疗。持续、规范的治疗可以有效地降低抑郁症复燃或复发率。

(朱　娜)

28. 除了服药,还能做些什么呢?

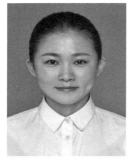

药物是疾病治疗的基础,基础扎实了才能在上面搭金字塔,而医生是地基工匠,遵医行为影响将来。

(1)治疗期　疾病反复阶段。密切观察药物耐受性和不良反应,特别是服用锂盐的患者,注意血锂浓度的监测,掌握不良反应的表现,及时识别并处理。

(2)巩固期　疾病恢复阶段。明确维持用药对巩固疗效、减少复发的意义。自行减药、停药,将影响病情、病程而功亏一篑。

(3)维持期　疾病康复阶段。保持充足的睡眠,合理饮食,监测情绪,坚持服药,定期门诊复查,有助于走上平坦的康复之路。

(王　灿)

29. 服用药物会变"傻"吗?

很多患者及其家属担心长期服药人会变"傻"。其实,患抑郁症是会让人感觉变"傻",因为抑郁症会影响人的认知功能,如记忆力、注意力、逻辑思维能力等。抑郁症患者会感到经常忘事,一转身就忘记刚才想要做什么事情,无法进行需要高度集中注意力的工作,如开车和高空作业等。有些抑郁症患者表现为假性痴呆。一般情况的抑郁症患者的认知功能在疾病得到控制和缓解后会基本恢复正常,抗抑郁药能够通过改善患者的抑郁情绪、认知,使其思维恢复正常,变得"聪明"。研究发现,使用抗抑郁药能增加脑源性营养因子,改善抑郁。个别药物有椎体外系不良反应,患者服药后可出现表情呆滞,呈"面具脸"、动作僵硬等,常被误认为是"傻"

的感觉,但不影响其理解力、计算力、判断力,可使用一些抗胆碱能药物加以缓解。因此,患者及其家属不要因为药物的不良反应而延误治疗。

(王 灿)

30. 抗抑郁药物有哪些?能系统介绍一下吗?

抑郁障碍发病机制目前仍不明确,精神药理学多围绕中枢神经系统的单胺类神经递质功能作为干预靶点,现有的抗抑郁药均通过不同途径提高神经元突触间隙单胺类神经递质浓度,从而达到治疗目的。根据作用机制,可将抗抑郁药物分为以下 12 类。

(1)单胺氧化酶抑制剂(MAOIs) MAOIs 通过抑制中枢神经系统单胺类神经递质的氧化代谢而提高神经元突触间隙浓度。代表药物有苯乙肼、吗氯贝胺。此类药不宜与其他抗抑郁药联合应用,换用其他抗抑郁药需停药 2 周以上。

(2)三环类抗抑郁药(TCAs) TCAs 通过对突触前单经递质再摄取的抑制,使突触间隙 NE 和 5 - HT 含量升高。TCAs 包括丙米嗪、阿米替林、多塞平、氯米帕明。四环类的马普替林药理性质与 TCAs 相似。TCAs 不良反应较多,耐受性差,过量服用易导致心律失常,严重者会猝死。

(3)选择性 5 - HT 再摄取抑制剂(SSRI) SSRI 主要通过选择性抑制突触前 5 - HT 再摄取,使突触间隙 5 - HT 含量升高。SSRI 包括氟西汀、帕罗西汀、氟伏沙明、舍曲林、西酞普兰和艾司西酞普兰。安全性和耐受性较 TCAs 高,对于心血管系统的不良反应相对较少,是全球公认的一线抗抑郁药物。

(4)5 - HT_{2A} 受体拮抗剂及 5 - HT 再摄取抑制剂(SARI) 代表药为曲唑酮。该药对性功能没有影响,没有 SSRI 常见的不良反应,其镇静和抗焦虑作用比较强。

（5）5-HT 及 NE 再摄取抑制剂（SNRI） 代表药物为文拉法辛、度洛西汀和米那普仑。主要通过对 5-HT 和 NE 的双重摄取抑制作用，高剂量时对 DA 摄取有抑制作用，从而提升突触间隙的单胺类递质浓度。其中，文拉法辛疗效与剂量有关，低剂量时受体作用谱与 SSRI 类似，剂量增加后受体作用谱加宽。此类药物对于 M_1、H_1 受体作用相对轻，不良反应亦较 TCA 少。

（6）NE 及特异性 5-HT 能抗抑郁药（NaSSA） 代表药物为米安色林和米氮平。主要通过阻断中枢突触前 NE 能神经元 α 自身受体及异质受体，增强 NE、5-HT 从突触前膜的释放，增强 NE、5-HT 传递；此类药物特异性阻滞 $5-HT_2$、$5-HT_3$ 受体，也可以增强 $5-HT_{1A}$ 受体的神经传递，对 5-HT 的传导产生更为特殊的作用。此类药物对 H_1 受体也有一定的亲和力，对外周 NE 能神经元突触 α 受体也有中等程度的拮抗作用，因此会产生嗜睡、食欲增加、体重增加等不良反应。

（7）NE 及 DA 再摄取抑制剂（NDRIs） 代表药物为安非他酮。主要通过对中枢 DA、NE 的再摄取抑制以增强 DA、NE 在突触间隙中的含量，较少影响中枢神经系统突触的 5-HT 神经传递。其抗抑郁疗效与 TCAs 类似，FDA 批准该药还可用于治疗尼古丁成瘾，减轻对烟草戒断的渴求症状，以及伴发的抑郁症状。此类药物对食欲和性欲没有影响，要注意高剂量时可能会引起癫痫发作。

（8）选择性去甲肾上腺素再摄取抑制剂（NRI） 代表药物为瑞波西汀。主要通过阻断 NE 回吸收泵，增加 NE 的含量。该药物能选择性抑制中枢 NE 的再摄取，比对 5-HT 和 DA 的再摄取抑制作用分别高出 100 倍和 1 000 倍。其耐受性较好，较少出现恶心、激越、困倦、震颤、口干、便秘等不良反应。

（9）褪黑素受体激动剂和 $5-HT_{2C}$ 受体拮抗剂 代表药物为阿戈美拉汀。此类药物是第 1 个针对生物节律紊乱的抗抑郁药，具有独特的作用机制,既是褪黑激素 MT_1 和 MT_2 受体激动剂,又是 $5-HT_{2C}$ 受体拮抗剂。它们通过对褪黑激素能受体和 $5-HT_{2C}$ 受体的协同作用,起到改善抑郁症状的作用,同时还有利于改善焦虑、睡眠和性功能症状。不良反应相对较少,对性功能影响较小,不引起体重改变。

(10)5-HT 再摄取抑制及 5-HT 增强剂　代表药物为噻奈普汀。主要通过增加突触前 5-HT 的再摄取,增加囊泡中 5-HT 的贮存,且改变其活性,使突触间隙 5-HT 浓度减少,而对 5-HT 的合成及突触前膜的释放无影响,是作用机制不同于现有各种抗抑郁药的非典型药物,具有较好的抗抑郁作用,能改善伴发的焦虑症状,不良反应相对较少。

(11)5-HT 再摄取抑制及 $5-HT_{1A}$ 受体部分激动剂　代表药物为维拉唑酮。通过选择性抑制 5-HT 再摄取和部分激动突触前 $5-HT_{1A}$ 受体以抗抑郁和抗焦虑。适用于伴有焦虑症状的抑郁障碍患者,不良反应相对较少。

(12)植物提取类　主要是指贯叶连翘,其活性成分是金丝桃素,通过同时抑制突触前膜对 NE、5-HT 和 DA 的重吸收,使突触间隙内单胺类神经递质浓度增加;也可以轻度抑制单胺氧化酶和儿茶酚胺氧位甲基转移酶,从而抑制单胺类神经递质的代谢。目前,国内自主研发的舒肝解郁胶囊(其主要成分为贯叶金丝桃和刺五加)已经获得国家食品药品监督管理总局批准用于治疗抑郁障碍。

(鲍　丽)

31. 我自我感觉恢复了,为什么还要吃药?

目前心境障碍的治疗倡导全病程的治疗理念,分为急性期、巩固期和维持期治疗。当急性症状完全缓解后即进入巩固维持期。

巩固维持期治疗的目标:①防止已缓解症状的复发或复燃,进一步加强对残留症状(如躯体症状、认知损害症状等)的控制。②提高生活质量,促进职业及社会功能恢复,早日回归社会。③监测和控制药物的不良反应,如心、肝、肾功能损害,甲状腺功能异常,多囊卵巢综合征、体重增加、糖脂代谢异常等。④提供心理干预,提高药物治疗效果与依从性,改善预后。

巩固治疗期主要治疗药物、剂量应维持急性期水平不变。一般巩固治疗时间为:抑郁发作 4～6 个月,躁狂或混合性发作 2～3 个月。如无复燃,即可转入维持治疗期。对已确诊的双相障碍患者,在第 2 次发作(不论是躁狂还是抑郁)缓解后立即给予维持治疗。此期配合心理治疗十分必要。在维持治疗期,对原治疗方案可以在医生的密切观察、指导下进行适当调整。有研究表明,使用接近有效治疗剂量者比低于治疗剂量者的预防复发效果要好。维持治疗应持续多久尚无定论。多次发作者,可考虑在病情稳定达到既往发作 2～3 个循环的间歇期或 2～3 年后,边观察病情边减少药物剂量,逐渐停药,避免复发。在停药期间如有任何复发迹象,及时恢复原治疗方案,缓解后给予更长维持治疗期。此期应排除可能存在的社会心理不良因素,施以心理治疗,更有效地减少复发的风险。

所以,即使你自我感觉恢复了,仍需要加强和医生的沟通,继续巩固维持治疗。医生也需要对患者的残留症状、药物不良反应等进行评估和处理。

(鲍　丽)

32. 现在很多疾病都可以做基因检测了,网上都说可以做基因检测及基因治疗,这是真的吗?

情感障碍是由多对基因协同并与环境因素共同作用的复杂疾

病,目前该病的遗传效应和方式尚未最后确定。研究发现,多个染色体上的基因可能与情感障碍基因连锁。因为现有基因研究证明情感障碍的发病跟多种基因有关,但不能确定某几种变异基因导致情感障碍的发病。通俗来讲,基因检测到某一种或几种基因,也不代表某人一定会发病,若没有这些基因也不代表没事。现有基因检测主要用于科学研

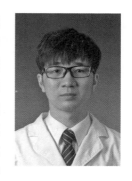

究,无商业性质的检测发病基因的项目,且精神科目前应用于商业的基因检测技术,仅仅涉及精神科药物的疗效、代谢及毒性等基因位点的检测,存在一定的不确定性。有关基因治疗处于初期的临床试验阶段,缺乏稳定的疗效和安全性。最后提醒大家,要到正规的医院进行诊治及咨询,不要轻信非正规网站及医院的信息。相信在不远的将来,基因检测及基因治疗一定会成为对付精神科疾病的重要手段。

(刘　飞)

33. 在抗抑郁药治疗中,我的抑郁症状没有改善,反而出现精神恍惚、心神不宁、浑身难受,医生说是 5 - HT 综合征,请问这是怎么回事?

5 - HT 综合征是使用 2 种或 2 种以上的 5 - HT 能药物所导致的并发症,临床上多见于 TCAs 和 MAOIs 合用时,或者 MAOIs 换用 SSRI 时没有足够的停药时间所致。

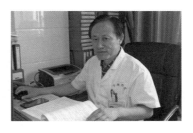

（1）临床表现

1）精神状态改变：精神恍惚，还会出现焦虑、心神不宁、激动、轻度的躁狂、头痛、睡眠障碍。

2）自主神经功能紊乱：发热、寒战、出汗、腹泻、血压异常、呕吐、恶心较为常见，偶见瞳孔扩大和对光反应消失、皮肤潮红、腹部绞痛。

3）神经肌肉异常：肌阵挛、反射亢进、共济失调、震颤是最常见的症状，严重时常发生全身肌肉强直、代谢性酸中毒以及呼吸功能损害。

（2）预防　尽量避免同时使用2种以上的5-HT能药物，如必须同时使用时应密切观察。出现上述症状，特别是出现意识问题时应考虑发生此症的可能，及时予以减药或停药，以免发生不必要的后果。

（3）处理

1）停用有关药物：5-HT综合征是一种自限性疾病，常在停药24小时后很快消失。

2）根据情况使用5-HT拮抗剂：如美西麦角、赛庚啶等。

3）支持治疗：降温，补液，促进药物排泄，维持水、电解质平衡，保持生命体征的稳定，预防感染。

（何　华）

34. 我在一家医院住院治疗抑郁症，医院给我做了很多受体检测，还给我做了很多量表，在治疗中给我口服多种中西药物，还有静脉输液治疗，花费很多但效果不明显。请问抑郁症做什么检查能帮助诊断？怎样选择合适的医院就诊呢？

抑郁症的诊断主要根据病史、临床症状、病程及体格检查和实验室检查。迄今为止，尚无针对抑郁症的特异性检查项目。对疑似抑郁症患者,除进行全面的躯体检查及神经系统检查外,还要做一些相应的辅助检查及实验室检查,主要是为了排除物质及躯体疾病所致的抑郁症。此外,选择性的心理量表测定,如抑郁自评量表(患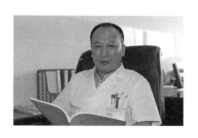者自己填写)和汉密尔顿抑郁量表(医生边跟患者交谈边评估)可以作为参考。

目前网络上治疗抑郁症的广告满天飞,什么最新科技、中药世家、先进仪器、先进手术,什么治愈率百分之九十九点九九之类的,千万不要轻信。轻者浪费钱财、耽误病情、贻误治疗时机,把急性抑郁发作变成慢性难治性病例;重者留下残疾、痛苦终身,甚至不堪忍受而自杀。

所以,对于抑郁症的治疗,千万别迷信网络广告,一定要到正规的医院,找正规的精神科或心理科医生,在现有的医疗水平下选择最优的治疗方案。保持乐观的心态,积极配合医生的药物治疗,基本上都是能够康复的。

(陈桂根)

35. 医生诊断我是双相障碍抑郁发作,给我处方药物喹硫平。我不是精神分裂症,请问为什么要用抗精神病药,却不用抗抑郁药呢?

双相障碍临床表现为躁狂与抑郁的交替发生。双相障碍的抑郁发作,虽然抑郁症状表现与单相抑郁症比较接近,但两者是不同的疾病,在治疗上也采取不同的治疗方案。由于双相障碍的病程特点,双相障碍抑郁发作者使用抗抑郁药物治疗,通常会导致与预期相反的不良反应,如疗效差、加剧心境不稳定和转躁、恶化双相障碍病程,以及混合发作和快速循环发作增多等。综合国内外相关治疗指南及共识,普遍主张双相障碍的抑郁发作不单独使用抗抑郁药物。根据近年来新型抗精神病药物的临床使用及研究进展,表明除了在治疗精神病性症状方面的作用外,新型抗精神病药物还具有情绪调节心境稳定作用。根据各类研究提供的证据,《中国双相障碍防治指南》提倡规范化治疗,推荐的双相障碍抑郁发作首选治疗方案中,就包括以喹硫平、奥氮平等新型抗精神病药物单一或合并其他心境稳定剂联合治疗的方案。当然,双相障碍抑郁发作也不是绝对不能使用抗抑郁药物,如果抑郁症状严重,可在合并心境稳定剂治疗的前提下,酌情使用抗抑郁药物。一旦抑郁症状缓解,应尽快停止抗抑郁药物的使用。

(秦金梅)

第六章　康　　复

1. 为什么很多患者不能自觉遵守医嘱服药？

一般来说，慢性病患者都能遵医嘱服药，甚至比医生要求的还到位，为什么我们有很多患者不能自觉遵守医嘱服药，主要影响因素还是在于患者及其家属对于疾病以及药物的认知。

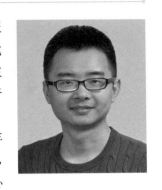

1）心境障碍患者因人口学因素（年龄、性别）不同，以及疾病严重程度不同，往往在治疗方式上有区别。如：轻度的心境障碍问题往往初始治疗以心理治疗为主；中、重度的以药物治疗为主，两者是相辅相成的。但部分患者往往不能正确认识疾病的特点和阶段，觉得只要心理治疗即可而不愿遵医嘱服药，或觉得服用药物才是最重要的甚至不遵医嘱过量服药。

2）对精神科药物认知存在误区：如觉得药物服用后容易"变傻"，治疗精神疾病的药物会"上瘾"，症状缓解了就是治愈了，不想因为服用精神科药物而被认为是精神病患者等，导致不遵医嘱服药；有些患者在病情稍有好转时，认知上放大了药物不良反应，忽视药物对症状控制和稳定情绪的作用。

（周　卿）

2. 双相障碍的患者是保持躁狂好还是抑郁好？

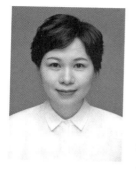

双相障碍是一种情绪像"钟摆"一样摇摆不定的疾病，其病理心理特征是心境不稳定。

躁狂发作时，患者会出现情感高涨、言语增多、思维奔逸、活动增多等症状。患者有时会因细小琐事而大发雷霆，严重时可以有冲动或攻击性言语和行为，自我感觉良好、言辞夸大，可达到妄想的程度。发作严重时，患者极度兴奋躁动，行为紊乱，常难以安静，不知疲倦，不断计划，整日忙碌，爱管闲事，易冲动，行为鲁莽，不计后果，做事虎头蛇尾，有始无终，办事缺乏深思熟虑，常造成不良后果。由于患者活动过多，摄入量不足，体力过度消耗，严重时可导致虚脱、衰竭。

抑郁发作时，患者会表现出持续的焦虑悲伤、思维缓慢、精力下降，严重者可出现幻觉、妄想等精神病性症状。在情绪低落的影响下，患者出现悲观思维，不能正确评价自己的过去、现在和将来，也不能正确比较和别人的差异。在悲观思维的基础上可以出现自杀念头和企图。患者可出现记忆力下降，抽象思维能力减弱，学习困难，语言流畅性差，空间知觉、眼手协调及思维灵活性等能力减退。有些患者生活被动、疏懒，整日不想做事，不愿参加平常喜欢的活动，不想上班，也不愿与家人、朋友和周围人接触交往。

双相障碍患者稳定状态时，会认为比轻躁狂或阈躁狂时状态差、感受度差，因此人们以为保持在躁狂状态时最好，是一种错误的观点。

不管是躁狂发作还是抑郁发作均是双相障碍的临床表现之一，对患者的学习、工作和生活都会带来不利的影响。对于各种类型的双相情感障碍患者,规范治疗、保持心境稳定是至关重要的。

(王　琴)

3. 心境障碍对我的婚恋会产生影响吗?

心境障碍患者和正常人一样有婚恋权利,受婚姻法保护。从疾病角度看,如果处于发病期,建议等疾病稳定了再结婚。精神障碍患者在婚恋中对于自己疾病的隐私是受法律保护的,可以选择不告诉对方,但在实际生活中因为定期诊疗、服药的关系,往往最后都会被发现,这时则会引起诸多家庭纠纷和矛盾。事先向对方坦诚自己的疾病并获得对方理解的恋爱和婚姻,双方的信任感更强、地位越平等、关系越和谐。

(周　卿)

4. 医生给我诊断心境障碍,我还能不能继续上班?

首先继续上班和诊断心境障碍没有直接关系,能不能上班和一个人的自我职业定位、工作技能、人际交往、社会功能等因素有关。社会功能维持较好、病情稳定的患者可以继续上班。有部分心境障碍的患者,特别是以抑郁相为主的,容易出现社会功能的退化,但不是绝对的,这和发现是否及时、诊疗是否规范、康复是否全程有关,往往早发现、早诊断、早治疗、早康复的患者社会功能保持较好。

维持一份工作,能体现一个人的自我价值感,很大程度地稳定自己的社会支持系统。建议患者继续工作,在工作类别和强度的选择上尽量找到合适自己的。工作压力大不是发病或者复发的直接原因,它只是一个诱因,与每个人的遗传、环境、个性、成长经历综合相关,不工作并不能改变这些,生活中还会出现其他很多诱因的。

（周　卿）

5. 我是双相障碍患者,怎样才能减少复发?

（1）规范诊疗　规范诊疗能产生好的治疗效果,提高治疗的依从性,降低双相情感障碍的复发。患者在治疗过程中定期门诊随访,有固定的诊疗医生,结合社区医生随访,能够更准确地判断病情,及时调整治疗方案,解决或降低药物不良反应。

（2）选择健康的生活方式和培养良好的生活习惯　双相障碍患者的睡眠、饮食、行为都会受到疾病的影响,保持生活规律,适量运动,听听音乐、相声,看看有趣的电影可以帮助自己放松心情。

（3）培养自信的心态　善于用积极的语言暗示自己,相信自己能够处理好,就算处理不好或者处理不到位,也不必自责。面对应激,学会沟通和倾诉,寻找自己身边可用的支持系统,包括医生、家属、朋友、同事等。

（周　卿）

6. 怎样防止抑郁症复发呢?

谨记:遵医嘱服药,不得擅自停药。

为了防止病情复发,除了按照医嘱足程、足量服药,定期复诊巩固治疗外,也可以从自身出发,做一些改变。比如,保持良好的情绪状态,日常生活中尽量避免不良生活事件对自身的影响,总结适合自己的情绪调节方法自我调节,在疾病缓解期进行心理疏导及治疗,改变不适当的认知、思考或行为习惯。另外,注意保持充足的睡眠,避免过度劳累,注意劳逸结合,注意生活的规律性,多接受阳光照射及进行体育锻炼对于抑郁症患者舒缓心情、释放压力有着良好的效果。

心理治疗和社会支持系统对预防复发也有非常重要的作用，应尽可能解除或减轻患者过重的心理负担和压力，提高患者应对能力，积极为其创造良好的环境，以防复发。相信抑郁症患者通过正确的治疗能够恢复健康，重拾信心，拥抱希望，重新拥有属于自己的那片蓝天。

（朱　娜）

7. 回归社会，你准备好了吗？

双相障碍的治疗目标，不仅仅是控制病情，更要关注预防复发、社会功能的康复和生活质量。当患者康复、准备出院时，以下建议能帮助他们尽快恢复原有的社会技能，为尽早回归家庭、社会做好准备。

1）学习疾病基本知识，正确认识疾病。

2）摆脱患者角色，不因病依赖他人，姑息自己、迁就陋习。

3）尽量多接触周围环境，恢复朋友往来。

4）不痛快时找朋友交谈，扩大交友范围。

5）不把问题硬往心底里压，必要时找心理医生倾诉。

6）用正常人的标准要求自己，充当正常人家庭及社会角色。

7）从小事做起，发展社会交往能力。

8）主动利用休养闲暇时间培养一些兴趣爱好，学习一些有益的技能，为自己走向工作岗位打下基础。

9）参加必要的职业培训。

10）坚持服药，预防复发。

（王　灿）

8. 影响心境障碍的预后因素有哪些?

心境障碍具有明显的复发倾向或趋于慢性化。研究表明,影响其预后的不利因素如下。①遗传因素:存在阳性心境障碍家族史。②心理社会因素:对疾病与治疗的认知不足、缺乏有效的社会支持系统、单身或离异、低文化水平与社会经济地位、社会应激事件、家庭的情感过度卷入(高情感表达)、个体负性认知模式、自我调节与控制能力不良、社会适应不良、缺乏有效的应对方式和技巧等。③共病其他精神障碍:如焦虑障碍、物质滥用障碍、冲动控制障碍、边缘性人格障碍;共病躯体疾病,如内分泌疾病、心血管疾病、疼痛障碍、自身免疫性疾病等。④治疗因素:治疗效果不佳、治疗后存在残余症状,治疗方案复杂而不方便,治疗的经济负担过重等,常导致治疗依从性差,影响预后。

(王　琴)

9. 我是一名抑郁症康复期患者,在康复过程中有什么建议和方法吗?

抑郁症的康复应该是指临床症状、心理、社会、职业等方面的全面康复,可以在医院内和社区中进行。

在医院内康复过程中应注意以下 5 个方面:①了解疾病相关知识,更有效地应对疾病。包括病因、诊断、症状、治疗、预后、复发早期表现的识别、预防复发的措施、药物治疗的基本知识、药物治疗常见的不良反应等。②正视疾病,消除病耻感。抑郁症和感冒、胃溃疡等内科疾病一样,是指各种致病因子导致机体处于不健康的状态,通过正确的治疗,可以恢复健康。要勇于面对可能出现的社会偏见,增强对不良心理刺激的抵抗力。③住院期间尽量自主完成起床、洗漱、穿衣、整理房间、进餐、服药、接受治疗、参加娱乐活动及按时作息等。④正确使用和了解药物的疗效,识别什么是药物不良反应,用什么方法应对不良反应,记录身体与精神上不适的具体发生时间与服药时间之间的关系。学会保存药物,保证按时、按量服药。学会识别自身所存在的精神症状及处理方法,识别复发的先兆症状,在医生帮助下进行训练,克服持续存在的精神症状,保持病情稳定,找出导致疾病复发的原因并加以克服。⑤发挥主观能动性。在医院参加一些社交活动,如与其他患者交往,参加文娱活动,恢复和提高适应环境的能力。配合参加个人或小组治疗,对适应社会常见问题进行讨论。包括如何与周围人相处,如何请求别人帮助的技能;如何与邻居、社区工作人员打交道;如何与家人相处;如何求职、求学,并适应各种社会角色。

因为医院内康复存在一定的局限性,所以需要医院内康复与社区康复相结合才能达到预期的康复效果。在社区中,由精神科医生、护士、精防人员、公共卫生管理人员,以及民警、民政和残联专干、居村委会工作人员等组成社区关爱帮扶小组,帮助患者及其家庭成员提高对抑郁障碍的认识,了解疾病的性质、发展过程和治疗等方面的基本知识;有效识别当前存在的和将来可能发生的紧张因素或有潜在破坏倾向的因素,并提供可行的应对手段;训练整个家庭成员解决内部问题和相互交往的技能;降低高情感表达的家属对患者的指责性评价、敌意和过分介入等。

另外,还有职业康复,由政府、医院或非政府组织提供工作场所,对尚未进入职业竞争的患者提供短期的工作时间、简单的工作任务、较好的工作环境,减少患者职业压力。也可在职业俱乐部进行教育、常规技能培训和工作训练,帮助患者参加其他就业计划,如由地区福利部门和社区服务部门组织的,在真实工作场所的短期工作机会,即过渡性职业;帮助患者尽可能在竞争性市场中找到并从事自己喜欢的工作,从专业工作者那里得到所需技能培训,即支持性就业;帮助患者返回校园继续完成学业,接受教育和就业训练。

（王　琴）

10. 我是学生,现在被诊断为双相障碍,将来还能找工作吗?

《中华人民共和国宪法》中针对劳动权有明文规定,具备劳动能力的公民有参加社会劳动,并获得相应的报酬的权利。劳动能力或就业力是能否顺利就业的前提条件。就业力包含多方面的内容,具体表现为计划组织、沟通、团队精神、自我管理、问题处理、学习、主动性和事业心等多方面的能力。

对于双相障碍的学生患者来说,规范治疗对其生活质量和精神状况的改善具有积极的作用。患者的精神状况得到好转,学习能力会提升,能顺利完成学业,保证职业竞争力,同时也会促进其更好地自我管理。自我管理能力作为就业力的重要组成部分之一,在一定程度上可以促进患者就业能力的提高。目前政府十分重视对精神障碍疾病的宣传普及工作,使公众了解精神疾病,正确认识精神疾病患者,消除对精神障碍患者的社会歧视。公众媒体也加强了对精神障碍患者的良性宣传,给予精神障碍患者公正的社会环境,使精神障碍患者在竞争中实现就业。另外,政府、医院和非政府组织也为精神障碍患者提供职业康复场所,培训工作技能,寻找工作地点,找到一份力所能及的工作。也可以自身的兴趣为基础,在专业工作者、家属或社区团队的帮助下进行技能培训,尽可能在竞争性市场中找到并从事自己喜欢的工作。

双相障碍享有"天才病"的盛名,如果搜索双相障碍的名人,就会发现一些卓有建树、卓有成就的科学家、艺术家、文学家、政治家、商务家。所以,双相障碍患者只要通过规范治疗,完全能够恢复到健康状态,并为社会做出贡献。

（王　琴）

第七章　护理及照护

1. 我家孩子性格比较内向，不喜欢与小朋友一起玩耍和交流。心理医生认为孩子存在抑郁倾向，对这样的孩子在家庭照护方面应该注意些什么？

　　（1）稳定和谐的家庭关系　父母的抚育和教养是孩子健康成长的必备条件，年轻父母应尽量做到亲自教养孩子，避免将孩子托付给父母、亲戚等养育。同时，建立和谐的家庭关系、夫妻关系，让孩子在充满爱的环境中成长，增加孩子的交往自信。

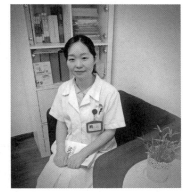

　　（2）正确有度的抚养方式　对孩子既不能过度关心和保护、完全控制和干涉，也不能走向另一个极端，情感冷漠和拒绝，凡事都让其独立和自治。这样会让孩子内心与父母产生距离，从而拒绝交流，导致抑郁等。

　　（3）积极向上的引导评价　孩子对他人对自己的评价非常关注。内向的孩子一般缺乏自信，所以当孩子做好一件事情后家长要及时给予鼓励和表扬。多提供孩子与同伴接触的机会，如果孩子很内向，可以邀请其他同伴到家里玩，积极引导孩子克服恐惧，逐步融入。

（4）科学健康的生活方式　发现和培养孩子的兴趣爱好，鼓励他们勇敢展示，从而获得自信并愿意去交流和分享。适量户外运动，饮食均衡，多摄入绿色蔬菜、鱼类、富含磷脂、维生素 B 族的食物，减少油炸食物、糖分等摄入。

（王　影）

2. 抑郁症患者发作期怎么照护？

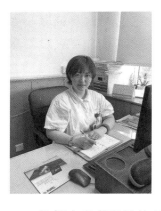

抑郁症发作期，通常表现为对周围事物没有兴趣，不愿与人交流，失眠，进食减少等，此时家属给予的陪伴是非常重要的。抑郁症发作时患者往往很自卑，对一切事物悲观失望、缺乏信心。此时家属应与其进行有效的沟通交流，随时掌握其思想动态，经常给予帮助和鼓励，要有耐心，尽量满足其合理要求，使其树立自信心。

抑郁症患者所处的环境也应该保证设施安全，空气流通，整洁舒适，利于其保持积极良好的情绪。在饮食上注意调养，忌辛辣、刺激性的食物，平时可以让患者听听舒缓快乐、充满正能量的音乐，也可以鼓励其种花养鸟，多参加一些积极乐观的娱乐活动以分散抑郁的心情。

家属发现患者病情出现反复时，应及时带其到专科医院进行复诊，并妥善保管好药物，督促定量按时服药，提高服药的依从性。抑郁症严重者会出现轻生的念头或自杀的倾向，及时发现其消极先兆。例如：突然出现对父母子女的托付或交代银行卡等财产信息的情况,家属必须提高警惕,加强看护,并及时就医。

(夏　芳)

3. 双相障碍患者发病期怎么照护?

双相障碍患者发病期可呈现抑郁或躁狂症状交替反复出现。抑郁发作时表现情绪低落,不愿与人交流,而躁狂发作时又极度相反,出现兴奋、动作言语明显增多、爱管闲事甚至伤人毁物的行为,家属应根据患者病情的性质进行针对性的照护。

对于照护以情绪低落为主的抑郁期患者,家属应在生活上多一点陪伴,情感上多一份关爱,思想上多一些交流,言行观察上多一丝警觉,掌握其思想动态,及时发现消极意念的先兆,避免发生不幸。对于以情感高涨为主的躁狂发作期患者,应让其在一个相对安静的环境下做一些分散注意力的事,如听一些舒缓的音乐,做一些手工活等。尽量满足患者的合理需求,不要与其发生正面冲突,因躁狂发作患者的机体消耗量大,在饮食上应给予足够的营养及水分。

另外,双相障碍患者发病期均应至专科医院就诊,并按医嘱服药,提高服药的依从性,且观察患者的睡眠情况,及时发现抑郁发作期产生的消极意念及避免躁狂发作期的冲动伤人行为。

(夏　芳)

4. 心境障碍康复期护理要点有哪些?

心境障碍康复期的患者情绪平稳、病情相对稳定,对是否能重新回归家庭、社会,重返工作岗位感到担忧。

在住院时,家属应多陪伴、多交流,给予精神上鼓励,树立战胜疾病的信心。平时多阅读一些心境障碍疾病相关的书籍,了解疾病的主要表现及治疗预后方面的知识，对疾病多一些认识，能在第一时间发现情绪的波动及病情变化，减少复发的可能。患者应多参加院内的康复治疗及文娱活动，锻炼自身社会功能，做好出院前的准备。医护人员应经常与患者沟通交流，指导患者避免情绪的波动，告知所服药物的作用，以及坚持服药及出院后定期门诊随访的重要性。

出院后在家中休养时，应保持和住院期间一致的作息时间。做到早睡早起，避免过度疲劳和（或）兴奋，协助做一些家务，均衡营养、合理搭配，不饮酒、不喝茶，不喝咖啡，少抽烟、少吃辛辣的食物，调整好自己的状态，在条件允许的情况下能有一份工作压力相对轻松的工作。做到定期门诊随访，坚持服药，如情绪有所波动，应立即到专科医院就诊。

（夏　芳）

5. 作为患者家属应如何照顾自己？

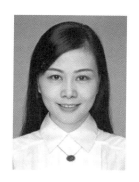

作为患者家属要正确面对疾病，不要否认逃避，认为患者只是情绪没调节好不是精神疾病，或担心吃了精神科药物会对患者的身体有不良反应，担心造成工作及婚姻的影响，等等。

首先要对疾病有正确的认识，了解疾病发作时的主要表现、诱因、治疗方法、预后及日常生活起居的注意事项、康复护理等相关知识。保持良好积极的心态，与患者一起战胜疾病，减少复发的概率。

对患者的冲动行为，家属首先做好自我保护，排除一些家里的不安全隐患,危险物品尽量放在患者不知道或拿不到的地方,对患者要有耐心,尽量避免不必要的冲突。患者一旦出现暴力行为,尽快送其就医,必要时住院治疗。

保持乐观开朗的性格,在陪伴人手充足的条件下,轮流交替对患者进行陪护,避免体力透支。平时多与不同病患家属沟通交流,听听他人的陪护心得。参加娱乐活动,保持心情开朗,不要被患者的情绪所影响,只有把自己照顾好才能更好地照顾患者。

（闵海瑛）

6. 家属如何指导、帮助抑郁症患者康复?

抑郁症是一种反复发作的慢性疾病,除急性期住院治疗外,家属的有效看护水平直接关系到患者的康复。

督促患者按时、按量服药,告诉患者自行停药、减药是疾病复发的主要因素,一定要按医嘱服药。观察服药后有无不良反应和不适主诉,有异常及时就医。

保持良好的社会支持系统,创造温暖、和睦、轻松自在的家庭氛围,告诉患者在抑郁的时候可以有效地求助支持系统,亲朋好友都是其坚强的后盾。

养成良好的作息习惯,早起早睡,根据患者具体情况和爱好,让患者进行适量有氧运动,如散步、慢跑、打太极拳、做瑜伽等,时间控制在 30 分钟左右,以其不疲劳为宜。

鼓励患者参与购物、做饭等日常活动,不能过于溺爱或心疼患者,什么事都不让其做。创造与人交流的机会,使其学会表达。

培养开朗、自信的性格,用积极向上的话语激励患者勇敢应对生活的问题,如果事情的发展不尽如人意,也不要归咎于自己,过分自责。

家属要熟悉抑郁症的疾病特征,做好病情观察。抑郁症状是典型的晨重夜轻,因此自杀行为多发生于清晨。要警惕患者情绪突然好转,也可能是一种危险信号。

(闵海瑛)

7. 如何与抑郁症患者建立有效沟通?

抑郁症患者思维迟缓、言语减少,与其沟通时,医护人员要有耐心,给患者足够的思考和反应时间,不要流露出不耐烦,更不应随意打断患者的思考。

选择患者较为感兴趣的话题,鼓励和引导他们回忆以往愉快的经历和体验,用讨论的方式抒发和激励他们对未来生活的向往。

避免过分认同患者的悲观感受,如"听上去你真的挺痛苦的"等话语,不要强化患者抑郁情绪。

重视非语言沟通的作用。安静的陪伴、关切爱护的目光、轻轻的抚摸等非语言性沟通,可使患者感受到关心和支持。

(闵海瑛)

8. 如何识别自杀前的"蛛丝马迹"?

对以前感兴趣的事物不再关注,觉得生活没乐趣,将财务赠予他人,开始"安排后事"等,这些"蛛丝马迹"可曾遇见? 可关注以下征兆并及时干预:①有绝望的情绪,如悲伤、空虚;②有时易怒、易激惹;③情绪突然好转,是危险信号;④不能感觉到快乐;⑤身体和精神表现缓慢;⑥食欲或体重变化;⑦睡眠紊乱;⑧注意力和记忆力问题;⑨无价值感或内疚;⑩有自残行为、想死的想法或计划自杀。

(闵海瑛)

9. 面对双相障碍患者，家属如何撑起保护伞？

树立战胜疾病信心，双相障碍并不是不可治愈，只要通过专业医治，很多患者可以正常生活、工作、学习。家属避免在患者面前唉声叹气，觉得"治不好"，创造多支持、多鼓励、多陪伴、多帮助的家庭环境。

避免过度关爱，不能觉得患者"很可怜"，事事都顺着他；避免给患者提出过高的要求，若患者完成不了容易产生悲观、消极的情绪；与患者接触时，把患者当成"正常人"对待，不能觉得他们是弱势群体，以平等的姿态关心、接纳患者，避免"特殊照顾"。

家属常面临照料患者的身心疲惫，同时承受很多来自外界的压力，需要得到更多的理解。因此，家属要学会有效、正确照料患者，避免走弯路打击信心；保持良好社会支持系统，避免"孤军作战"的无力感；利用信息化社会带来的便捷，了解疾病相关的治疗、康复、社会福利等信息，撑起一把保护患者、自己的保护伞。

（闵海瑛）

10. 对于躁狂发作患者，如何预防暴力行为的发生？

医护人员或家属应该了解患者发生暴力行为的既往原因，评估这些原因是否仍存在，是否有新的诱因出现，设法消除或者减少这些因素。

及时发现暴力行为发生的先兆，如出现辱骂性言语、目光敌对、无理要求增多、情绪敌对等，以便第一时间采取措施，设法稳定患者情绪。

急性期的患者可能会提出很多要求，应尽可能给予满足。对于不合理、无法满足的要求也应委婉、温和解释，而不是简单、直接拒绝或正面辨析道理。当暴力行为发生时，医护人员或家属应沉着冷静,避免言语刺激,设法降低患者兴奋性,给予隔离或者约束保护护理。

(闵海瑛)

11. 如何做好患者的饮食指导?

躁狂发作的患者由于精力充沛、极度兴奋,整日忙碌于他认为有意义的活动,从而忽略最基本的生理需求。因此,医务人员应为患者提供高营养、易消化的食物和充足的饮水,维持患者生理所需和营养代谢。

抑郁症患者常食欲下降,自责自罪等症状可使患者拒食。医护人员应了解患者拒食原因,根据不同情况,采取相应的护理对策,保证患者每日所需营养。若患者坚持不肯进食,则必须采取另外的措施,如喂食、鼻饲、静脉输液等。

我们常说的营养,是指人体生命活动所需要的基本营养物质,包括糖类(如米、面、糖等)、蛋白质(如鱼、肉、蛋、奶等)、脂肪(如植物油、动物油),以及身体需要的各种微量元素、矿物质等。有了这些物质,人体就可以维持基本功能以及组织生长,伤口修复,而心境障碍患者并不需要大量补药,保证每日的营养需求即可。

(闵海瑛)

12. 心境障碍患者如何自助?

在日常生活中,我们可以尝试着这样做,具体内容如下。

(1) 获取知识　尽可能正确学习疾病有关知识,知道得越多对自己帮助越大。

(2) 减少压力　避免高压环境,保持健康工作与生活的平衡,尝试一些放松技术,如深呼吸、冥想、瑜伽、正念等。

（3）保持兴趣　对美好的事物、美味的食物感兴趣，尝试微笑，珍惜眼前的好时光。

（4）经常锻炼　采取规律、合适的锻炼方法帮助稳定情绪。

（5）寻求支持　身边有能够寻求帮助和获得鼓励的人是非常重要的，尝试参加一个支持性团体或与可以信赖的朋友交流。

（6）监测情绪　保持对症状跟踪，注意季节性变化，躁狂发作比较常见于夏季，抑郁发作常见于秋季、冬春季，可配合饮食、环境变化及时干预失控迹象。

（闵海瑛）

13. 药物说明书有那么多不良反应，我该不该继续吃？

药物治疗是心境障碍的主要治疗方法之一，坚持药物治疗对消除精神病理症状，防止复燃，预防复发均有重要作用。

严格地讲，几乎所有药物在一定条件下都可能引起不良反应。但只要合理使用药物，就能避免或使其危害性降到最低限度。因不同个体对精神药物的治疗反应存在很大差异，医生在为每位患者制定治疗方案时会考虑患者的性别、年龄、躯体情况、是否同时使用其他药物、首发抑或复发、既往对药物的反应等多方面因素，从而选择药物或剂量。患者用药后若出现不良反应，亦有相应的处理措施。如出现手震颤、身体活动不灵便、眼球上翻、坐立不安等，医师会开具一些抗震颤或镇静类药物；在治疗初期患者多少会有点昏昏欲睡的感觉，但大多数能很快适应，可将药物集中在睡前服，以减少此类不良反应，还可以帮助睡眠；头晕、眼花这些现象在突然改变体位（如起床过快、蹲位直立）时特别明显，所以变动体位时动作要缓慢；若食量增大，就多选择一些富含维生素、纤维素的食物，如水果、蔬菜，避免高能量的食物，同时加强锻炼，以免体重增加；有些患者在服药期间可能对性生活兴趣减低，女性可能出现月经不调的情况,可根据医生建议调整药物剂量或种类;口干、便秘也是常见的不良反应,遇到这种情况可以经常用水润喉,含服刺激唾液分泌的食品,如话梅等。便秘时摄入含纤维素较多的食物,如青菜、香蕉、苹果等,也可在医生指导下间歇服用缓泻剂,如番泻叶、果导片;恶心、食欲减退、小便频繁这类症状在服用心境稳定剂,如碳酸锂时容易出现,继续服药会逐渐消失,也可以在菜中适当加点盐以改善;小便频繁可以多喝水,以补充失去的水分。

(王 琴)

14. 我同时服用其他内科药,应该注意些什么?

多数精神病药物是通过细胞色素 P450 酶代谢的。一些精神病药物可抑制一个或多个细胞色素 P450 酶,出现具有临床意义的药物作用。患者同时服用精神病药物及其他内科药物时,因药物相互作用,可能导致药物代谢的改变,升高或降低血药浓度,从而增加不良反应的发生或者降低药效。

下文列举一些心境障碍治疗中的常用药物与其他内科药物合用时可能发生的不良作用,应注意避免,谨慎合用。

1)碳酸锂与氨茶碱、咖啡因或碳酸氢钠合用,可增加本品的尿排出量,降低血药浓度和药效;与碘化物合用,可促发甲状腺功能低下;与吡罗昔康合用,可导致血锂浓度过高而中毒。丙戊酸盐与抗凝药如华法林或肝素以及溶血栓药物合用,出血的危险性增加;阿司匹林会增加本品的药效和不良反应。卡马西平会诱导某些药物如多西环素(强力霉素)、口服抗凝药等的代谢,降低这些药物的疗效;丙氧酚、红霉素等可抑制本品的代谢,使血药浓度升高,易引起中毒反应。

2)氟西汀能使地高辛的血药浓度升高,增强其药理作用,诱发洋地黄中毒;还会增强环孢素的药理作用,使肾毒性反应风险增大。西咪替丁、利托那韦、红霉素、磺胺异噁唑等药物与舍曲林合用，可抑制舍曲林的代谢，升高其血浆浓度，同时加重不良反应；阿司咪唑、特非那定与舍曲林或氟伏沙明合用，可出现 QT 间期延长、尖端扭转型室性心律失常等危险；茶碱与舍曲林或氟伏沙明合用，茶碱的血药浓度会增高，其毒性危险增加。氟伏沙明会显著影响华法林的代谢；对美西律的代谢也有很大影响，两药合用应慎重，并监测美西律的血药浓度。奈法唑酮会减慢辛伐他汀的代谢，从而加重辛伐他汀的肌肉毒性，导致肌炎、横纹肌溶解症，甚至肾损害；奈法唑酮还会降低抗排异药物如环孢素、他克莫司的代谢，升高其血药浓度，增强药理作用。西咪替丁、茚地那韦、利托那韦能减少文拉法辛的清除，增加其毒性（如恶心、嗜睡、头晕、射精障碍等）。

3）非典型抗精神病药物与降压药物（如可乐定）等合用，可加强降压效果；与抗组胺药合用，会增强镇静作用，甚至抑制呼吸。红霉素、西咪替丁等可使非典型抗精神病药物的血药浓度升高，导致毒性升高；奥美拉唑、利福平等可增加非典型抗精神病药物的清除率，降低疗效。此外，氯氮平与地高辛、肝素、苯妥英钠、华法林合用，可加重骨髓抑制作用；与抗肿瘤药、抗甲状腺药、硫唑嘌呤、氯霉素、秋水仙碱、氟胞嘧啶、干扰素和齐多夫定等药合用，可加重氯氮平对血细胞的毒性作用；奥氮平与环丙沙星、酮康唑等合用，可显著抑制本药的代谢，使毒性增加。

（王　琴）

第八章 风险因素及预防

1. 医生说我是心境障碍患者,我能否结婚生子,会遗传给
孩子吗?

心境障碍是一组反复发作的慢性精神疾病,对患者的社会功
能伤害较大,并导致较严重的社会负担。由于心境障碍病因学尚
未明确,临床表型复杂多变,给临床治疗带来了诸多挑战。现有的
研究发现可能的发病机制涉及遗传、神经生化、神经内分泌、神经
电生理、神经影像、神经发育及社会心理因素等各个方面。目前有
效的治疗手段主要是针对心境障碍的神经生化异常进行的,包括
5-HT、NE、DA 等神经递质系统。研究显示,双相障碍遗传度达
83%~85%,但遗传机制至今未明。研究显示一些基因与心境障
碍等精神疾病确实存在关联。遗传改变可能与心境障碍的治疗存
在一定的关联。心境障碍的治疗措施可伴随特定基因表观遗传学
特征的改变,这种表观遗传学机制的进一步研究为相应的心境障
碍的药物治疗提供了可能。只能够说结婚生子在心境障碍患者确
实存在一定的遗传风险,但经过规范的药物及心理等综合康复和
治疗,在疾病稳定和康复阶段,结婚生子仍然是可以综合考虑的。
同时,社会、心理、环境因素对疾病遗传状态也具有一定影响,因此
要综合调整身心健康。

(陈思路)

2. 影视明星及身边的朋友患抑郁症的很多,当我们遭遇抑郁,该怎么办?

当一些公众人物及身边的朋友因抑郁症频繁出现在人们视野时,人们会觉得抑郁症很近。抑郁症作为一种心理障碍类病症,在当今竞争强、生活节奏快的社会人群中发生率很高。人们自然而然会想:怎样才能减少或杜绝此类情况发生? 很遗憾,目前并没有有效的预防方法。

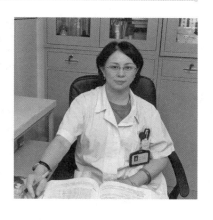

"当我们遭遇抑郁,该怎么办?"一般来说,对日常生活没有特别大影响的心理疾患(如因为学习压力过大导致的失眠、轻度抑郁,由于日常感情纠纷导致的心境失调等),可以先找心理咨询师通过谈话尝试化解。当你在不知道从什么时候起,已经无法感知快乐,只有无力感充斥生活的每一个细节时,可以去正规的心理咨询诊所。心理咨询设立目的就是让心理情绪趋向负面的人们找到可以诉说的地方以及可以倾诉的对象,并且为他们提供最恰当的情绪建议,帮助调节情绪。诊所的医疗记录对于外部人士和其他部门都是完全保密的,大家可以放心。

但是,当心理疾患已经严重影响日常生活(如造成每晚都睡不着,出现幻觉或有自杀和自残倾向)时,向精神科医生寻求帮助吧。精神科医生可以为重性抑郁障碍、双向情感障碍等严重影响大脑正常功能者确定具体的疾病并制订相应的药物治疗方案。

(张　红)

3. 我孩子患抑郁症,有过一次割腕自杀,再次自杀风险有多少?

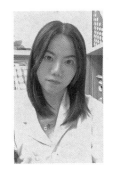

抑郁症患者尤其是青少年,在疾病各期都有可能出现自杀行为,如伴有既往自杀未遂史、自杀家族史及冲动史;严重的负性生活事件或应激;未婚、单身或寡居、家庭冲突;低社会经济地位或失业;病前人格特征明显,如依赖、边缘人格特征;伴发严重躯体障碍;目前出现明显的抑郁、焦虑情绪等情况时,抑郁症患者自杀的可能性很大。研究表明抑郁症患者如果之前有过自杀行为,出现以下情况,需要警惕,加强监护,以免再次出现自杀的可能。①患者 5－HT 再摄取抑制剂水平低,胆固醇水平低;②本次抑郁症状分数高,已经达到或超过上次;③出现急性应激事件,如亲人突然离世、高考落榜等;④一直存在慢性应激事件,如生存环境欠佳;⑤出现严重的人际冲突;⑥过量饮酒或者物质滥用。

(倪　花)

4. 是不是遭到生活打击的人更容易得抑郁症?

在现实生活中,抑郁症是一种发病率较高的精神疾病。抑郁症的病因尚未明确,主要与生物学因素、环境因素、心理因素等有关。"遭到生活的打击"属于社会心理因素的一部分,各种突然发生的负性生活事件,如丧偶、离婚、家庭不和、失恋、失业、自己或者家庭成员重病、重要人员突然病故等,都能导致抑郁症的发生。当这些生活不愉快事件长期持续存在,或者多种不良事件同时并存,会引起更加强烈的消极悲观情绪,这种情绪发生越强烈、存在时间越持久,抑郁症发生的可能性就越大。其中丧偶是与抑郁症关系最为密切的应激源。有研究发现,人们经历一些可能危及生命的生活事件后6个月,抑郁症发病风险增加6倍,所以近期遭受生活打击的人们更应警惕患抑郁症风险。在日常生活中,我们也要给身边遭受这些事件的人以更多的关心,如果发现存在消极悲观情绪或行为,应及时寻求精神科医生或心理咨询师的帮助。

(刘革亚)

5. 孩子学习压力太大,有些厌学,会不会是抑郁了?

学习是一系列复杂的心理活动过程,须付出很大的心智努力,尤其是现代社会竞争激烈,在父母"望子成龙、望女成凤"的心理驱动下,孩子努力学习的过程经常伴随高度的精神紧张、压力过大,久而久之会产生心理疲倦感。同时,学习也是一个漫长的过程,并非一朝一夕就可完成,很多孩子从幼儿园开始,持续努力学习十几年,甚至更长,如果再伴随极大的压力,多少会产生一定的厌倦情绪。这一厌倦情绪如不能及时得到正确的疏导,一旦积压过多就会出现兴趣缺乏、成绩下降、情绪低落等表现,如此恶性循环便增加患抑郁症的风险。孩子出现厌学,家长首先应该注意教育方法是否得当,给孩子压力是否过大、对孩子的期望值是否超过了孩子的实际能力,孩子对自身能力的认识和定位是否不清、在学校和学习过程中是否遇到困难等。如果存在上述问题,家长应及时调整教育方法,帮助孩子排除困难,走出困境,从厌学到抑郁症的发生是有很长的发展过程的,只要及时处理,就可以避免发展为抑郁症。如果孩子已经出现严重的抑郁症状,则应及时就医,必要时可进行心理咨询,以免发生意外。

(刘革亚)

6. 我的孪生哥哥得了抑郁症，我是不是也会得病？

前面我们讲过抑郁症的发病率，但我们需要知道的是，孪生兄弟姐妹不同于上面的情况。首先孪生兄弟姐妹分为两种情况：单卵双生子和异卵双生子。简单来说，前一种就是一个受精卵分裂后发育的，拥有相同基因；后一种是不同的受精卵发育的，基因不同。研究表明，单卵双生子间双相情感障碍同病率 $33\%\sim90\%$，重性抑郁症同病率 50%；异卵双生子间双相情感障碍同病率 $5\%\sim25\%$，重性抑郁症同病率 $10\%\sim25\%$。可见，孪生兄弟姐妹发病率高于其他兄弟姐妹，单卵双生子高于异卵双生子。我们还要知道的是在抑郁症发病中环境因素起重要作用，因此保持良好心态，清晰认识疾病，积极乐观应对疾病，出现心理问题时积极求助专业心理咨询师，出现抑郁症状时求助专业医生进行药物和心理治疗，抑郁症是可治愈的，既要相信专业人员，又要相信自己。

（刘　飞　张　洁）

7. 丈夫是双相障碍患者，目前情绪不稳定，什么情况下需要住院治疗？

情绪不稳定是双相障碍病情波动的常见症状，常以口服药物治疗为主。出现以下一些情况，建议住院治疗。

1）情绪明显低落，伴有消极自杀的观念或行为：常认为"结束自己的生命是一种解脱""自己是多余的人"，行为上表现计划好自杀的方式及时间，或者已经着手购买自杀物品等。

2）情绪高涨明显，伴有危害自身或他人行为：表现为彻夜不眠，活动多异常，专横跋扈，狂妄自大，举止粗鲁，常与他人争吵，甚至出现冲动、毁物行为。

3）服药问题：病情存在波动，不承认患双相障碍，觉得没必要治疗,认为药物有不良反应而逃药、减药。

4）难治性问题：已经按时、按量服药但是症状改善不明显,情绪低落及高涨快速循环,严重影响社会的功能。

5）个体原因：病情多次反复,因各种原因每次均住院才能缓解。

（倪　花）

8. 有心境障碍遗传家族史的,如何关注自己的心理健康?

心境障碍在人群中的患病率为 1‰～2‰,而心境障碍先证者亲属患病的概率高出一般人群 10～30 倍。心境障碍的发生与生物、心理和社会因素密切相关,关注自己的心理健康尤为重要。

心理调节的方法有很多,一般包括如下内容。

1）认知方面：发现自我的负性认知-应对模式。简单来说,就是对自己、环境和未来都偏向于否定的认识,只能看到事物负性一面,从而将事物的阴暗面极度夸大。所以,通过一些有效的心理学方法了解自身在认知、应对模式方面存在的问题很有必要。

2）行为方面：采取顺其自然的处事方式,如果是完美主义者,不要长期让自己承担超过自己所能承受的负荷,不过分追求完美,这样才能在应付生活事件的同时,不致于陷入燃尽的状态。

3）情绪方面：适当的自我鼓励,及时的肯定自己,哪怕只是一点点小事,也要告诉自己做了的一件有益的事情,充分肯定自己,也要有意识地去肯定自己的这些行动以及所取得的成果。

4）寻求帮助能力：在应对生活事件出现问题时,求助专业的心理咨询或治疗机构,以解除或减轻过重的心理负担和压力,解决生活和工作中的实际困难及问题,提高解决生活和工作中实际问题的能力。

（倪　花）

第九章　法律及相关事宜

1. 得了抑郁症或是躁狂症的人是不是犯法,也可以不用负责了?

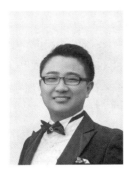

法律依据如下。

(1)中华人民共和国刑法(节录)

第十八条　精神病人在不能辨认或者不能控制自己行为的时候造成危害结果,经法定程序鉴定确认的,不负刑事责任,但是应当责令他的家属或者监护人严加看管和医疗;在必要的时候,由政府强制医疗。

间歇性的精神病人在精神正常的时候犯罪,应当负刑事责任。

尚未完全丧失辨认或者控制自己行为能力的精神病人犯罪的,应当负刑事责任,但是可以从轻或者减轻处罚。

醉酒的人犯罪,应当负刑事责任。

(2)中华人民共和国人民警察法(节录)

第十四条　公安机关的人民警察对严重危害公共安全或者他人人身安全的精神病人,可以采取保护性约束措施。需要送往指定的单位、场所加以监护的,应当报请县级以上人民政府公安机关批准,并及时通知其监护人。

谈「欣」解「忧」话心境

（3）中华人民共和国治安管理处罚法（节录）

第十三条　精神病人在不能辨认或者不能控制自己行为的时候违反治安管理的,不予处罚,但是应当责令其监护人严加看管和治疗。间歇性的精神病人在精神正常的时候违反治安管理的,应当给予处罚。

（4）中华人民共和国民事诉讼法（节录）

第十五章　特别程序

第四节　认定公民无民事行为能力、限制民事行为能力案件

第一百八十九条　人民法院审理认定公民无民事行为能力或者限制民事行为能力的案件,应当由该公民的近亲属为代理人,但申请人除外。近亲属互相推诿的,由人民法院指定其中一人为代理人。该公民健康情况许可的,还应当询问本人的意见。

人民法院经审理认定申请有事实根据的,判决该公民为无民事行为能力或者限制民事行为能力人;认定申请没有事实根据的,应当判决予以驳回。

第一百九十条　人民法院根据被认定为无民事行为能力人、限制民事行为能力人或者他的监护人的申请,证实该公民无民事行为能力或者限制民事行为能力的原因已经消除的,应当作出新判决,撤销原判决。

（梁　肖）

2. 父亲有双相障碍疾病,怎么确定监护人?

《中华人民共和国精神卫生法》总则第九条:精神障碍患者的监护人应当履行监护职责,维护精神障碍患者的合法权益。禁止对精神障碍患者实施家庭暴力,禁止遗弃精神障碍患者。

《中华人民共和国民法通则》第十七条:无民事行为能力或者限制民事行为能力的精神病人,由下列人员担任监护人:(一)配偶;(二)父母;(三)成年子女;(四)其他近亲属;(五)关系密切的其

他亲属、朋友愿意承担监护责任，经精神病人的所在单位或者住所地的居民委员会、村民委员会同意的。对担任监护人有争议的，由精神病人的所在单位或者住所地的居民委员会、村民委员会在近亲属中指定。对指定不服提起诉讼的，由人民法院裁决。

《中华人民共和国民法通则》第十七条虽然规定了监护人的范围和顺序，但不一定严格按照此顺序确定监护人。《最高人民法院于关于贯彻执行〈中华人民共和国民法通则〉若干问题的意见（试行）》第十五条规定，允许有监护资格的人之间协议确定监护人，由协议确定的监护人对被监护人承担监护责任。在协商后不能确定监护人，即对担任监护人发生了争议，根据《中华人民共和国民法通则》第十七条第二款规定，此种情况下由精神病人的所在单位或者住所地的居民委员会、村民委员会在近亲属中指定。对指定不服提起诉讼的，由人民法院裁决，即由人民法院在符合监护条件的人中确定监护人。

（梁　肖）

3. 我的孩子得了双相障碍，作为他的监护人，有哪些责任和义务？

我们所说的监护人，系指各类无民事行为能力或限制民事行为能力的精神障碍患者的监护人。根据《中华人民共和国精神卫生法》第八十三条第三款，本法所称精神障碍患者的监护人，是指依照民法通则的有关规定可以担任监护人的人。

《中华人民共和国民法通则》第十八条规定，监护人应当履行监护职责，保护被监护人的人身、财产及其他合法权益。《中华人民共和国精神卫生法》第九条第一款规定，精神障碍患者的监护人应当履行监护职责，维护精神障碍患者的合法权益。最高人民法院《关于贯彻执行〈中华人民共和国民法通则〉若干问题的意见（试行）》第十条进一步规定了监护人的具体监护职责：

1）保护被监护人的身体健康；

2）照顾被监护人的生活；

3）管理和保护被监护人的财产；

4）代理被监护人进行民事活动；

5）对被监护人进行管理和教育；

6）在被监护人合法权益受到侵害或者与人发生争议时，代理其进行诉讼。

（梁　肖）

4. 双相障碍患者有哪些合法权利？

《中华人民共和国精神卫生法》第四条规定："精神障碍患者的人格尊严、人身和财产安全不受侵犯。"精神障碍患者的教育劳动、医疗以及从国家和社会获得物质帮助等方面的合法权益受法律保护。有关单位和个人应当对精神障碍患者的姓名、肖像、住址、工作单位、病历资料以及其他可能推断出其身份的信息予以保密；但是，依法履行职责需要公开的除外。

我国社会漠视精神障碍患者各方面权益的案例很多，最多的例子来自婚姻、工作、学习、财产保护等，问题严重到必须通过立法予以解决。

（1）精神障碍患者的人格尊严、人身和财产安全不受侵犯

1）人格尊严：精神障碍患者同其他公民一样，其人格尊严不受侵犯。1991年12月17日，联合国大会第75次全体会议通过的46/119号决议《保护精神病患者和改善精神保健的原则》明确指出："所有精神病患者或作为精神病患者治疗的人均应受到人道的待遇，其人身固有的尊严应受到尊重。"首先，人格尊严是公民的一项宪法权利。《中华人民共和国宪法》明确规定："中华人民共和国公民的人格尊严不受侵犯。禁止用任何方法对公民进行侮辱诽谤

和诬告陷害。"其次,人格尊严也是公民的一项民事权利,属于非物质性人格权的内容之一。《中华人民共和国民法通则》第一百零一条规定,公民享有名誉权,公民的人格尊严受法律保护,禁止用侮辱、诽谤等方式损害公民的名誉。按照《中华人民共和国民法通则》第一百二十条和侵权责任法第二条规定,侵害公民的姓名权、肖像权、名誉权、隐私权、荣誉权,致使他人人格尊严遭受损害的,应当承担侵权责任。受害人有权要求停止侵害,恢复名誉,消除影响,赔礼道歉,并可以要求赔偿损失。

2) 人身权:精神障碍患者同其他公民一样,其人身权不受侵犯。人身权包括人格权和身份权。人格权又包括物质性人格权和非物质性人格权。物质性人格权包括生命权、健康权和身体权。非物质性人格权包括姓名权、名誉权、荣誉权、肖像权、隐私权。《中华人民共和国宪法》第三十七条规定:"中华人民共和国公民的人身自由不受侵犯。任何公民,非经人民检察院批准或者决定或者人民法院决定,并由公安机关执行,不受逮捕。禁止非法拘禁和以其他方法非法剥夺或者限制公民的人身自由,禁止非法搜查公民的身体。"人身自由权也是一项民事权利。2001 年最高人民法院发布的《关于确定民事侵权精神损害赔偿责任若干问题的解释》规定,自然人因人身自由权遭受非法侵害,向人民法院起诉请求赔偿精神损害的,人民法院应当依法予以受理。

婚姻自主权也可以称得上是一项宪法权利。《中华人民共和国宪法》第四十九条规定的内容之一是:婚姻受国家的保护,禁止破坏婚姻自由。但婚姻自主权更主要的是一项民事权利。《中华人民共和国婚姻法》明确规定实行婚姻自由的婚姻制,禁止包办、买卖婚姻和其他干涉婚姻自由的行为。婚姻自由包括结婚自由和离婚自由。《中华人民共和国侵权责任法》第二条规定的内容之一是,侵害公民婚姻自主权的,应当承担侵权责任。

3) 财产权:精神障碍患者同其他公民一样,其财产权不受侵犯。财产权主要指物权、债权、知识产权(指其中的财产权)以及财产继承权。物权包括所有权、用益物权和担保物权。《中华人民共和国宪法》规定,公民合法的私有财产不受侵犯。国家依照法律规定保护公民的私有财产权和继承权。

4) 保护患者人格尊严、人身权和财产权的意义:长期以来,由于社会歧视和偏见,精神障碍患者的人格尊严经常得不到尊重;同时由于监护人没有履行好监护职责,导致一些患者的人身安全,乃至财产安全受到了侵犯。为了有效保护精神障碍患者的人身权益和财产权益,《中华人民共和国精神卫生法》明确了任何组织或者个人不得歧视、侮辱、虐待精神障碍患者,不得非法限制精神障碍患者的人身自由;精神障碍患者的监护人应当履行监护职责,维护精神障碍患者的合法权益等。同时,对侵害精神障碍患者人身权益、财产权益的违法行为规定了相应的法律责任,并明确了患者可以对侵犯其合法权益的行为依法提起诉讼,获得司法救济。

(2) 精神障碍患者的教育、劳动、医疗,以及从国家和社会获得物质帮助等方面的合法权益受法律保护 由于精神障碍患者属于社会弱势群体,存在对他们或多或少的歧视,使他们在就学、就业等方面存在困难,所以迫切需要依法维护他们的合法权益。另外,由于精神障碍多属于慢性病,往往导致其本人及其家庭的生活陷入贫困,所以其应当享受从国家和社会获得物质帮助的权益。

精神障碍患者同其他公民一样,其受教育权、劳动权受法律保护。《中华人民共和国宪法》第四十六条第一款规定:"中华人民共和国公民有受教育的权利和义务。"第四十二条第一款规定:"中华人民共和国公民有劳动的权利和义务。"

精神障碍患者,特别是精神残疾者,有就医及从国家和社会获得物质帮助的权利。《中华人民共和国宪法》第四十五条规定:"中华人民共和国公民在年老、疾病或者丧失劳动能力的情况下，有从国家和社会获得物质帮助的权利。国家发展为公民享受这些权利所需要的社会保险、社会救济和医疗卫生事业。"

《中华人民共和国精神卫生法》根据宪法的规定，对精神障碍患者的经济、社会权利的保护，都规定了具体的内容，如在维护患者受教育权、劳动权方面，规定县级以上地方人民政府及其有关部门应当采取有效措施，保证患有精神障碍的适龄儿童、少年接受义务教育，扶持有劳动能力的精神障碍患者从事力所能及的劳动，并为已经康复的人员提供就业服务。国家对安排精神障碍患者就业的用人单位依法给予税收优惠，并在生产、经营、技术、资金、物资、场地等方面给予扶持等。

在维护患者医疗权方面，规定精神障碍的诊断、治疗应当遵循维护患者合法权益、尊重患者人格尊严的原则，保障患者在现有条件下获得良好的精神卫生服务。医疗机构接到送诊的疑似精神障碍患者，不得拒绝为其作出诊断。医疗机构及其医务人员应当遵循精神障碍诊断标准和治疗规范，制订治疗方案，并向精神障碍患者及其监护人说明治疗方案、治疗方法、目的，以及可能产生的后果。医疗机构不得因就诊者是精神障碍患者，推诿或者拒绝为其治疗属于本医疗机构诊疗范围的其他疾病等。在维护患者的社会保障权方面，规定精神障碍患者的医疗费用，按照国家有关社会保险的规定，由基本医疗保险基金支付。对家庭经济困难的重性精神病患者，所在地县级人民政府应当对其参加基本医疗保险给予资助。精神障碍患者通过基本医疗保险支付医疗费用后仍有困难，或者不能通过基本医疗保险支付医疗费用的，民政部门应当优先给予医疗救助。对符合城乡最低生活保障条件的重性精神病患者，民政部门应当会同有关部门及时将其纳入最低生活保障。对属于农村五保供养对象的重性精神病患者，以及城市中无劳动能力、无生活来源且无法定赡养、抚养、扶养义务人，或者其法定赡养、抚养、扶养义务人无赡养、抚养、扶养能力的重性精神病患者，民政部门应当按照国家有关规定予以供养、救济等。

（3）有关单位和个人应当对涉及精神障碍患者隐私的、与病情有关的信息予以保密　略。

（梁　肖）

5. 我去医院看病，医生诊断我是抑郁症，我的就诊情况会被别人知道吗？

联合国大会决议（1991年12月17日第46/119号）《保护精神病患者和改善精神保健的原则》原则6明确规定："与本套原则适用的所有人有关的情况应予保密的权利应当得到尊重。"

为了保护患者的隐私，防止与患者病情有关的信息由于非法外泄而给患者的正常生活、工作、就医等造成不必要的干扰，本条款明确有关单位和个人应当对精神障碍患者的姓名、肖像、住址、工作单位、病历资料以及其他可能推断出其身份的信息予以保密。

这里的"有关单位"，是指一个大的范围，既包括卫生、民政、公安等政府部门，也包括人民法院、人民检察院等司法机关，以及村民委员会、居民委员会、医疗机构、康复机构、心理卫生服务机构等单位。这些部门都有义务对患者相关信息予以保密，不得非法泄漏。此外，作为公民个人来说，也有义务对患者相关信息予以保密。

要说明的是，在保护与患者病情有关的信息方面，在遵守上述基本原则的前提下，也有例外规定，即有关单位或者个人依法履行职责需要公开的除外。如监护人或者公安机关为查找走失的精神障碍患者，需要将该患者的肖像及居住地址予以公开。

（梁　肖）

6. 双相障碍患者没办法工作了，享有什么补助吗？

民众所认为的"没有办法工作了"是一种自我的判断，应该根据各地的具体政策明确是否存在丧失劳动能力。以上海为例，劳动能力的鉴定须经过规定流程得出具有法律效应的报告。一旦情况属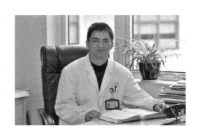实，在补助方面分为医疗减免和残疾补助2个方面。

（1）医疗减免　一般体现在医保政策上。一种是病假在家者，持续交社保金、养老金等，医保类型属于城镇职工医保。双相情感障碍属于国家规定的严重精神障碍，其中躁狂症享受大病医保，此类医保无起付钱，自付比例低。如上海地区的在职患者，自付比例（住院或者门诊）15％，退休状态自付比例（住院或者门诊）8％。另一种是无业患者，医保类型属于居民医保。其中精神障碍患者一般符合居保中的低保和重残医保。医保结算后自付部分：低保对象再减免90％，重残无业患者再减免100％。

（2）残疾补助　主要在街道层面落实。双相情感障碍符合精神残疾评定范围，评出残疾的对象每月补助金额按照各区域政策。其他疑问，限于篇幅，请参见官网。

（周　卿　李晨虎）

7. 双相障碍患者可以和他的兄弟姐妹一样继承父母遗产吗？

可以继承。根据我国《中华人民共和国继承法》的规定，继承开始后，按照法定继承办理；有遗嘱的，按照遗嘱继承；没有遗嘱的，按照法定继承办理继承事宜。子女是父母遗产的第一顺序继承人，这里的子女包括婚生子女，也包括非婚生子女、养子女和有抚养关系的继子女,而且不论子女是否成年,是否具有民事行为能力,只要是合法继承人就可以继承财产。

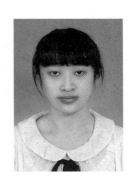

双相障碍属于重性精神病范畴,须由法院指定有资质的专业司法鉴定机构进行鉴定,判定其是否具有民事行为能力,如经鉴定患者属于限制民事行为能力或无民事行为能力人,其民事权利不能由本人行使,须指定监护人代为管理财产权(包括继承权利);如鉴定为完全民事行为能力,那么所取得的遗产可以自己管理。

(陈雪艳　李晨虎)

8. 双相障碍患者在哪些情况下,涉及司法精神病鉴定?

双相障碍作为重性精神疾病的一种,涉及需要进行司法精神病鉴定的情况,主要分为刑事诉讼活动和民事诉讼活动两大类。

(1)刑事诉讼活动

1)双相障碍患者出现各种危害行为时,涉及某些法律关系的鉴定,如责任能力、受审能力、服刑能力。其中,以实施危害行为时的责任能力问题多见。根据《中华人民共和国刑法》第十八条:"精神病人在不能辨认或者不能控制自己行为的时候造成危害结果,经法定程序鉴定确认的,不负刑事责任,但是应当责令他的家属或者监护人严加看管和医疗;在必要的时候,由政府强制医疗。间歇性的精神病人在精神正常的时候犯罪,应当负刑事责任。尚未完全丧失辨认或者控制自己行为能力的精神病人犯罪的,应当负刑事责任,但是可以从轻或者减轻处罚。"

2)双相障碍患者,尤其是女性患者,在刑事诉讼活动中作为被害人时,较多涉及性自我防卫能力的鉴定。在司法鉴定实践中,性自我防卫能力可分为"无""部分（或削弱）"和"有"3个等级。

（2）民事诉讼活动　根据《中华人民共和国民法通则》第十三条："不能辨认自己行为的精神病人是无民事行为能力人，由他的法定代理人代理民事活动。不能完全辨认自己行为的精神病人是限制民事行为能力人，可以进行与他的精神健康状况相适应的民事活动；其他民事活动由他的法定代理人代理，或者征得他的法定代理人的同意。"

在司法实践活动中，考虑到双相障碍是一种发作性精神疾病，有正常的间歇期。在民事诉讼活动中，较多涉及一些特定民事行为能力的鉴定。

1）如当患者作为民事案件当事人时，在诉讼过程中是否具有诉讼行为能力，较常见的如在离婚案件中患者是否有能力参与离婚诉讼。

2）财产处置及继承能力，如患者是否有能力处置自己的房产或继承其他人的财产。

3）遗嘱能力，如患者所立遗嘱是否有效等。

因此，在具体案件中，还要根据具体情况由法院或承办机构指定专业司法鉴定机构开展鉴定工作，分析或判定双相障碍患者相应的刑事责任能力或民事行为能力。

（陈雪艳　李晨虎）

9. 我是双相障碍患者，想要评残，必须满足什么条件？

1）精神障碍患者需要经过精神病专科医院明确诊断，而且要有1年以上（含1年）精神疾病病史和诊断意见书，方可给予评残。

2）精神科疾病评残时，如非本院就诊患者须携带初次就诊门诊病史、末次就诊病史及含有明确诊断的病史、住院病史、疾病证明的复印件，且有精神病专科医院盖章才有效。

3）评定前,患者或其家属凭疾病证明和相关病史到所属街道申请。

4）住院患者:除了带好病史和诊断意见书,还要提供住院证明和目前的病史记录,精神病专科医院盖章有效。

5）陪同人员:①如配偶、父母、子女作为陪同人员,须带好本人和受评对象的身份证和户口簿(原件和复印件均须携带)。②如非以上陪同人员:要携带好本人和受评对象的身份证和户口簿(原件和复印件均须携带);携带监护人委托书,街道须盖章(原件和复印件均须携带)。

6）评定时不予更改诊断。

7）评定时临床诊断、丧劳标准、精残鉴定须一致。神经症、人格障碍、物质依赖等疾病严格按评定标准,慎重做出重残结论。

(李晨虎)

10. 我的妻子在躁狂发作时损坏了社区的公共设施,要赔偿吗?

要赔偿。损坏社区公共设施的行为已经构成侵权行为,不过躁狂发作是双相情感障碍,属于重性精神病范畴。判定该患者实施损坏公共设施时是否具有行为能力须进行司法精神病鉴定,由法院或承办机构指定专业司法鉴定机构开展鉴定工作。

根据《中华人民共和国侵权责任法》第三十二条:"无民事行为能力人、限制民事行为能力人造成他人损害的,由监护人承担侵权责任。监护人尽到监护责任的,可以减轻其侵权责任。有财产的无民事行为能力人、限制民事行为能力人造成他人损害的,从本人财产中支付赔偿费用。不足部分,由监护人赔偿。"

(陈雪艳　李晨虎)

第十章 其 他

1. 作为患者家属应如何照顾自己？

作为患者家属要正确面对疾病，不要否认、逃避，认为患者只是情绪没调节好而不是精神疾病，或担心服用精神科药物会对患者的身体产生不良反应，担心造成工作、婚姻的影响，等等。

要正确认识疾病，了解发作时的主要表现、诱因、治疗方法、预后及日常生活起居的注意事项、康复护理等相关知识。家属应保持良好积极的心态，和患者一起战胜疾病，减少其复发的概率。

对患者的冲动行为，家属应做好自我保护，排除一些安全隐患，危险物品尽量放在患者不知道或拿不到的地方，对患者要有耐心，尽量避免不必要的冲突。一旦患者出现暴力行为，尽快带患者就医，必要时住院治疗。

保持乐观开朗的性格，在陪伴人手充足的条件下，轮流交替对患者进行陪护，避免体力透支。平时可以多与其他患者家属沟通、交流，听听他人的陪护心得。参加娱乐活动，保持心情开朗，不要受患者的情绪所影响，只有把自己照顾好才能更好地照顾患者。

（夏　芳）

2. 听说看书、绘画、舞蹈这些算心理治疗，我自己买些材料来，再找个谈得来的朋友多聊聊天，是不是就能达到心理治疗的效果呢？

这样理解太简单。看书、绘画、舞蹈等活动其本身有一定的价值，但心理治疗中只是把这些活动当作工具、载体来运用，心理治疗师看重的是来访者有多投入、有多大的勇气和决心想要改变自己，而不会纠结来访者横平竖直的笔画写得对不对、阅读文章后是否有真知灼见、舞蹈动作是否标准。心理治疗中的语言是专业化的、有理论基础的，所以心理治疗中的谈话看似平淡无奇却不同于普通人之间的交谈，这种语言不会啰唆缺乏重点、不会像相声小品那样不断爆彩头、也不会像某些所谓的人生导师那样时不时给人打鸡血鼓劲。心理医生的专业素养为心理治疗的成功起到保驾护航的作用，但心理治疗成功与否最根本、最重要的因素是来访者自己愿不愿意去尝试改变，毕竟佛也只能渡有缘之人。

（刘海君）

3. 心理医生都很邪乎，能掐会算，您能"算"出心理治疗的恰当时机吗？

精神科医生经过多年专业知识和临床实践的积累，能熟练掌握和运用心理治疗。如果来了一位来访者，医生观察其身型样貌的同时会跟他及其家属交谈，综合考量之后就能甄别来访者有没有问题、问题到什么程度了，是要继续观察还是马上干预，干预的话选用哪一种或哪几种手段。在对的时机选择对的疗法，医生的这种把控都是有科学依据的。举例来说，尽管心理治疗对抑郁症患者有效，但来访者呈重度抑郁发作的状态，给予心理治疗不仅没啥效果而且还会延误病情造成不可挽回的后果，这个时候采取药物治疗、物理治疗等手段才是最重要的。只有当抑郁得到一定程度的控制后再开展心理治疗才能起到预期的作用。

（刘海君）

4. 心理治疗就是躺在舒服的椅子上说自己的故事吗？

心理治疗室的设置各不相同，但都会营造一个舒适的环境，让来访者尽可能放松一点。来访者克服焦虑紧张情绪述说自己的故事，心理医生专注聆听，体贴询问，理解来访者的感受，这些都是具有治疗性的。从此开始，来访者和心理医生一起组建工作联盟，共同探寻突破、解决之道。

（刘海君）

5. 被催眠后会说出自己的隐私或者银行账户密码吗？

催眠治疗属于心理治疗中的一种。受小说和影视作品的影响，催眠治疗给普通人以一种神秘、强大的感觉。其实它并不神秘，也不是无所不能的。学习、了解过催眠治疗的人很多，真正精通此道的人非常少，而社会上以此为噱头招摇撞骗的人倒是不少。心理治疗的方法有成百上千种，由于不同的流派和个人精力有限，心理医生不可能样样心理治疗方法都会。即使不用催眠治疗，心理医生也可以通过其他方法挖掘出你隐藏起来的某些记忆，但一个有专业素养的心理医生一定不会越界去挖掘那些跟治疗无关的隐私。这方面，有正规的部门可以投诉监管。

（刘海君　张　洁）

6. 抑郁症患者怎样能睡个好觉？

抑郁症患者常伴随睡眠障碍，主要表现为早醒和入睡困难。

建议患者白天根据个人情况和爱好，安排适量的有氧运动。避免白天睡太久，午休以 30 分钟左右为宜。创造良好睡眠环境，安静、舒适、光线适宜。睡前不做剧烈运动，不看情节紧张的电视或书籍，避免睡前与患者谈论易引起情绪波动的话题。温水泡脚，听一些舒缓音乐。晚上少喝水，临睡前上厕所，避免夜间醒后难以入睡。观察睡眠情况，有入睡困难、早醒等，做好患者安抚工作，睡眠异常持续 3 天或以上，及时就医调整药物。

（闵海瑛）

7. 借酒消愁有用吗？

众所周知，酒精会给人带来放松舒坦的感觉。抑郁症患者也经常喜欢"借酒消愁"，殊不知这种效果是短暂的，当"愉快"的情绪消失时，取而代之的是更糟糕的情绪，属于"饮鸩止渴"的行为。长期过量饮酒还会导致慢性神经系统损伤，而后者是引发抑郁症的高风险因素之一。

酒精对抗抑郁药的影响主要表现在以下两个方面：①绝大部分抗抑郁药都是通过肝脏代谢的，而酒精对肝脏往往都有不同程度的损伤，使肝脏对药物分解能力下降，从而导致有饮酒问题的抑郁症患者体内抗抑郁药的浓度较高（也就是抗抑郁药本应该从体内排出的时候却还滞留体内），产生不良反应。②某些抗抑郁药，尤其是 TCAs 有镇静的效果，如果和酒精一同服用，这种镇静的效果会被放大，甚至有减缓呼吸的危险。

一般来说，服用抗抑郁药期间饮用低浓度的酒精饮料还是相对安全的。鉴于最新研究显示"小酌不怡情，一滴也伤身"，如果你从不饮酒，这个坏习惯还是不要开始培养了吧。

（张成芳　张　洁）

8. 去看门诊，我该如何更好地配合医生表述我目前的病情？

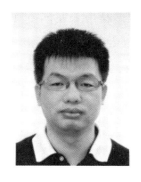

1）时间顺序清晰，从发病开始描述，避免插叙，主要症状不要遗漏，必要时可以提前将症状写下来。

2）描述症状，不要自己给自己下诊断和病名，其他医院医生的诊断也可以说。

3）问什么答什么，避免在回答症状和发病经过时答非所问，答完就停，不要隐瞒病史。

4）在交流后半段讨论治疗方案时补充说明自己的用药经过、既往疾病史和药物过敏史。

5）个人的其他利益诉求和特殊要求往后表述，先让医生把病搞清楚。

6）携带以前的影像学报告、化验结果、病历资料，影像学报告包括片子和阅片意见。

7）尽量采用医生易懂的语言，语速适当，避免啰唆。

8）如需详细咨询，找专门的医疗机构和医生，这可能需要更高的诊疗费和排队成本。

（史　霖）

9. 有没有好的方法让我随时都可以给自己的情绪打个分？

面对同样的问题，在环境不同，个性不同的人情绪便会有所不同。情绪没有好坏之分，只要是我们真实的感受，就要接受它。明确自己的情绪习惯有助于准确分析了解自己，可以借助专业情绪测试工具，获取有关自我情绪认知与管理的方法、建议。常用的有以下 3 种。

（1）抑郁自评量表（self-rating depression scale，SDS）　是含有 20 个项目，分为 4 级评分的自评量表。其特点在于使用简便，并能相当直观地反映抑郁症患者的主观感受及其在治疗中的变化。主要适用于具有抑郁症状的成年人，包括门诊及住院患者。SDS 对严重迟缓症状的抑郁评定有困难，同时对于文化程度较低或智力水平稍差的人使用效果不佳。

（2）心境障碍问卷（MDQ）　用于筛查双相障碍，主要包含 13 个关于双相障碍症状的是/非问题，是最常用的双相障碍筛查工具。当患者症状量表得分≥7 分，既往曾在某一时间内同时出现上述症状≥2 个，并且在功能损害问题中评为"中度"或"重度"，则视为筛查阳性，须接受针对双相障碍谱系的全面评估。

（3）心情温度计 APP　中华医学会第十二次全国精神医学学术会议上，由上海市精神卫生中心研发的国内首个公益性抑郁/焦虑障碍自测 APP——心情温度计正式上线，通过心情温度计 APP 中世界通用的抑郁症和焦虑症自测题目进行测试，初步了解自己的心情状况，解决轻微的情绪问题。定期自评可以观察抑郁情绪变化的趋势和治疗结果。

（史　霖）

10. 心境障碍中哪些疾病属于上海大病医保范畴？

根据医保政策规定，参保居民个人无须另行缴费，所发生的符合居民大病保险支付范围的自负费用，可通过报销形式享受居民大病保险待遇。心境障碍中属于大病医保范畴的有抑郁症（中、重度）、躁狂症。

参保居民罹患上述大病后，在本市基本医疗保险定点医疗机构发生、符合本市基本医疗保险报销范围的费用，在基本医疗保险报销后，参保居民在基本医疗保险政策范围内个人自负的费用,纳入城乡居民大病保险支付范围,由大病保险资金报销 55%。

在一个年度内,参保人员患病住院(含门诊特定疾病),在基本医疗保险报销后,政策范围内个人负担部分的医疗费用,累计超过 2 万元以上、30 万元以下部分,纳入城乡居民大病保险给付范围。具体如下:2 万元以上至 10 万元(含)以下部分,给付 50%;10 万元以上至 20 万元(含)以下部分,给付 60%;20 万元以上至 30 万元(含)以下部分,给付 70%。

城乡居民中已参加上海市中小学生、婴幼儿住院医疗互助基金的,应先扣除互助基金支付部分。

(史　霖)

11. 心境障碍常见诊断系统有哪些?

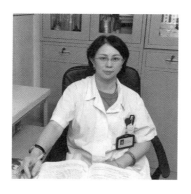

（1）诊断系统的现状　目前精神疾病诊断使用最多的 2 个版本是国际疾病分类第 10 版(*International Classification of Diseases* 10, ICD-10)与美国精神障碍诊断和统计手册第 5 版(*Diagnosic and Statistical of Mental Disorders* 5, DSM-5)。在目前的诊断分类系统中,双相障碍是一组情感性疾病:一种是抑郁发作,特征为情绪低落及相关症状(丧失乐趣和精力减退);另一种是躁狂发作,特征为高涨的或者易激惹的情感及相关症状(精力充沛、睡眠减少,或者症状较轻的轻躁狂)。

ICD-10 和 DSM-5 在诊断双相障碍的标准上存在一定差异

性,在ICD-10中双相障碍与抑郁障碍同属于心境障碍,而DSM-5中将双相障碍从心境障碍中独立出来,单独作为一个章节。在具体的分型命名中,ICD-10未将单次躁狂发作诊断为双相障碍;DSM-5将单次躁狂发作诊断为双相Ⅰ型障碍,DSM-5无混合状态(表3~表7)。

表3 ICD-10与DSM-5诊断双相障碍命名比较

ICD-10	DSM-5
躁狂发作	DSM-5无此独立诊断
双相情感障碍	双相Ⅰ型障碍
目前伴有精神症状的躁狂发作	目前或最近一次为轻躁狂发作
目前不伴有精神症状的重度抑郁发作	双相Ⅱ型障碍,目前或最近发作轻躁狂、抑郁
目前为混合状态	环性心境障碍
目前为缓解状态	物质或药物所致的双相及相关障碍
其他双相情感障碍	由于其他躯体疾病所致的双相及相关障碍
双相情感障碍,未特定	其他特定的双相及相关障碍

表4 ICD-10与DSM-5轻躁狂诊断标准比较

ICD-10	DSM-5
至少连续4天明确的情绪异常程度的提高或者易激惹	至少连续4天有明显的活动增多或精力旺盛
活动增加或坐立不安	自尊心膨胀或夸大
说话增加	睡眠需求减少
注意力集中困难	比平常更健康或持续性讲话

ICD‐10	DSM‐5
睡眠需求减少	意念飘忽或思维奔逸
性活动增加	无法集中注意力
轻度疯狂消费或有其他鲁莽、不负责任的行为	有目的的活动增多
社交活动增加	过度地参加结局不好的活动

表5　ICD‐10与DSM‐5躁狂诊断标准比较

ICD‐10	DSM‐5
与正常人相比,情绪升高或易激惹并且持续时间≥1周	在持续至少1周内有明显持续的活动增多或精力旺盛
活动增加或坐立不安	自尊心膨胀或夸大
说话增加(甚至为演讲)	睡眠需求减少
意念飘忽或思维奔逸	比平常更健谈或持续性讲话
在不恰当的环境中失去对社会禁忌的控制	意念飘忽或思维奔逸
睡眠需求减少	无法集中注意力
自尊心膨胀或自我夸大	有目的的活动增多
注意力不集中或活动经常变化	过度地参加结局不好的活动
行为鲁莽,不计后果	精神运动性激越
性能量增加或性骚扰	无节制购物、盲目投资

谈「欣」解「忧」话心境

表6　ICD-10与DSM-5重度抑郁障碍诊断标准比较

ICD-10	DSM-5
抑郁发作持续时间≥2周,在患者的生存期从未有过躁狂或表现出其中至少1项轻躁狂	在同一个2周内,出现下列5个以上症状,其中至少1项是心境抑郁或丧失兴趣或愉悦感
(1) 抑郁心境,对个体来讲肯定异常存在于一天中大多数时间里,且几乎每日如此,基本不受环境影响,持续时间≥2周	几乎每日或每日大部分时间心情抑郁,既可以是主观的感觉(如感到悲伤、空虚、无望),也可以是他人的观察
(2) 对平日感兴趣的活动丧失兴趣或愉快感	对活动兴趣或愉悦感明显减少
(3) 自信心丧失和自卑	在未节食的情况下体重明显减轻或体重增加
(4) 无理由的自责或过分和不适当的罪恶感	几乎每日失眠或睡眠过多
(5) 反复出现死或自杀想法或有任何一种自杀行为	几乎每日精神运动性激越或迟滞
(6) 主诉或有证据表明存在思维或注意力降低	几乎每日疲劳或精力不足
(7) 精神运动性活动改变	几乎每日感到自己毫无价值
(8) 任何类型的睡眠障碍	思考能力下降或注意力不集中
(9) 食欲减少或伴有相应的体重变化	反复的自杀想法、自杀企图和自杀计划
(10) 伴躯体症状明显	重要功能方面的损害

表7　ICD‑10与DSM‑5特征性说明比较

ICD‑10	DSM‑5
伴躯体症状	无
伴精神病性症状	伴精神病性特征
无	伴焦虑痛苦
无	伴混合特征
无	伴快速循环
无	伴抑郁特征
无	伴非典型特征
无	伴紧张症
无	伴围生期发生
无	伴季节性模式
缓解状态	部分缓解、完全缓解
严重程度(轻度、中度、重度)	严重程度(轻度、中度、重度)

　　(2)诊断系统的挑战　DSM‑5的诊断标准有助于提高双相Ⅰ型障碍诊断的准确性,原因之一就是降低了混合发作的要求。但是,双相障碍尤其是双相Ⅱ型障碍在临床实践中仍难以准确诊断;其中大部分原因归结于两种障碍中抑郁障碍的诊断标准相同,导致具有抑郁症状的患者诊断为单相抑郁。另外,抑郁症状的发病率比躁狂或轻躁狂症状高,且存在一部分亚阈值躁狂症状的患者被诊断为单相抑郁,尽管临床已做出对应的诊断策略,双相障碍的准确诊断率仍有待提高。目前仍缺乏诊断双相障碍的明确客观的病理生理学生物标记物。双相障碍的研究有待加强,包括神经科学(如神经影像学、脑神经回路等)、遗传学、基因学等研究,这样可以使

我们超越现象学的诊断和疾病机制的现状描绘,使双相障碍的诊治更有依据。

(张　红)

12. 多态性基因检测有哪些?

　　基因组的多态性是导致药物反应多态性的重要因素。实际上,每个人有自己特有的药物代谢基因,决定着药物的代谢和耐受剂量,处方中的剂量多是常规剂量,对患者来说未必准确,只有根据自己的耐受剂量服药,才是最合理的安全剂量。因此,近几年很多实验机构推出药物基因组检测。

　　药物基因组学从已知基因对药物效应的影响,确定药物作用的靶点,研究从表型到基因型的药物反应个体多样性。从基因水平研究证明和阐述药物疗效以及药物作用的靶位、作用模式和毒副作用,揭示药物反应多态性这些差异的遗传特征,鉴别基因序列中的差异,并以药物效应及安全性为目标,研究各种基因突变与药效及安全性之间的关系。通过对药物疗效与安全性的遗传体质评估,减少药物毒副作用及耐药现象发生,从而实现“个性化用药”的目标。

　　药物基因组学对药物应答的研究主要分为药代动力学和药效学 2 个方面。药代动力学方面的研究涉及细胞色素酶 P450 超家族、ABC 超家族转运蛋白的基因多态性等;药效学方面的研究主要是靶蛋白的基因多态性等,包括 CYP2D6 细胞色素酶,CYP2C19,CYP2C9,CYP1A2,多巴胺递质系统,谷氨酸递质系统。

　　药物基因检测在精神障碍治疗中的目的主要是筛查药物不良反应的高风险人群,其次是寻找预测药物有效性的基因位点。药物基因组学在一定程度上为临床的个体化给药提供了支持,但目前并不推荐其作为常规检测应用于临床。在实际操作中,在出现明显中枢神经系统或心血管系统的不良反应且排除了常见的原因（如过敏、生理病理的因素、药物配伍禁忌等）时，可以考虑进行药物基因检测。

最后，要强调的是基因检测结果不能作为用药调整的唯一依据。

（张　红）

13. 在抑郁症治疗方法中听说有经颅磁刺激治疗，它是怎么回事？

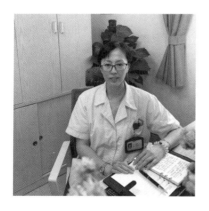

经颅磁刺激是最近几年一种新型的非药物手段，通过磁场对大脑某一个靶点产生影响，从而调整神经系统的平衡（包括 5-HT、NE、DA 的一些调整），改善抑郁症状。因为在抑郁症患者中，最常见的功能异常区是前额皮质区（PFC）、膝下扣带回、皮质下海马区和杏仁核。背外侧前额叶皮质区（DLPFC）与边缘结构脑区高度相关，对抑郁症和情绪调节发挥着重要作用，是目前最常用的刺激靶点。

在临床治疗中，我们采用重复经颅磁刺激（repetitive TMS, rTMS）。它是 TMS 的模式之一，rTMS 不仅在刺激时对神经功能有调节作用，而且在刺激停止后仍然有明显的调节作用，并对脑内生化反应、组织结构、生理功能的影响具有维持效应。不同频率的刺激对不同抑郁程度的作用效果不同，根据我国学者王卓、张岩滨等对 84 例抑郁症患者随机分别给予高频（20 Hz）rTMS 联合文拉法辛治疗和低频（≤1 Hz）rTMS 联合度洛西汀治疗，对照组则单用度洛西汀治疗,观察 6 周,两组研究结果均显示高频/低频重复经颅磁刺激联合药物治疗抑郁症显效快,能显著改善患者重度抑郁情绪,疗效优于单一用药,且不良反应发生率低、安全性高。

(吴悦娟)

14. 迷走神经刺激是一种什么治疗方法?

早在 20 世纪 30 年代人们就认识到迷走神经刺激术(VNS)可引起脑电活动的变化,1985 年 Zabara 首次提出应用 VNS 治疗癫痫的设想。1988 年美国 Cyberonics 公司成功研制出迷走神经刺激装置,应用于临床。1997 年美国食品药品监督管理局(FDA)批准 VNS 用于治疗抗药性癫痫的辅助治疗,2005 年被批准用于长期或复发性抑郁症的辅助治疗。

迷走神经刺激器是一种辅助治疗难治性癫痫和抑郁症的微型可植入器件,通常由脉冲发生器、螺旋电极、柔性导线和体外控制设备组成。脉冲发生器放置在左锁骨中线下方皮下组织,螺旋电极缠绕在迷走神经上,柔性导线埋在皮下隧道,连接螺旋电极和脉冲发生器,体外控制设备可设定刺激参数。刺激参数设定之后,通过脉冲发生器间断地发射电流脉冲刺激迷走神经,迷走神经兴奋传递到孤束核被处理后传播到大脑不同区域,从而达到治疗神经性疾病的目的。

早在 2000 年,*Biological Psychiatry* 就发表了一项 VNS 小型研究报道,表明 VNS 对难治性抑郁患者具有抗抑郁疗效;2005 年该团队的另一项研究结果表明,与伪刺激相比,辅助 VNS 治疗难治性抑郁的短期效果(10 周)虽然没有达到预期,但仍然表现出一定的疗效;他们还观察到 VNS 对于轻度至中度的难治性患者具有较好的疗效,而对于极重度患者则无效,轻微不良反应为声音改变。2013 年的一项 Meta 分析研究发现,VNS 辅助治疗慢性难治性抑郁的应答率和缓解率显著提高。

（吴悦娟）

15. 深部脑刺激治疗是与脑外科手术一样吗？

不太一样,脑深部电刺激术俗称"脑起搏器",英文缩写 DBS,是通过植入大脑中的电极,发放电脉冲至控制运动的相关神经核团,调控异常的神经电活动,达到减轻和控制帕金森病症状的目的。

（1）手术步骤　①手术前磁共振扫描,利用磁共振的影像数据,制订手术计划;②手术前一天晚上禁食,当天早上停止服用抗帕金森病药物;③手术前局部麻醉下安装头架,CT 或磁共振扫描;④局部麻醉下手术:头部钻孔,安装微电极,进行核团放电记录,寻找核团位置,进行微电极刺激测试手术效果,植入电极,初步缝合;⑤术中 CT 或术中磁共振扫描确认电极位置准确;⑥全身麻醉,在胸部植入电池(脉冲发生器),连接头颅电极和电池之间的导线,确认整个线路通畅,缝合切口,手术完毕。

（2）风险　颅内血肿或者脑梗死导致神经系统功能缺失,如失语、偏瘫、卧床不起等,伤口不愈合或感染导致电极拔除风险、电极移位需要再次手术调整电极等。

（吴悦娟）

16. 晒太阳是光照治疗吗？

是的。阳光对人体有不可或缺的重要性,不仅能提高身体的兴奋程度,同时也带来快乐和健康,缺乏阳光照射的地区或在天气阴冷的月份,人们会变得怕冷、意志消沉、焦躁、冷漠、易疲倦。因此,医学界常用光照疗法改善季节性抑郁症。通过专业的医疗人员辅助操作,光照疗法还适用于治疗新生儿黄疸、改善皮肤问题（如干癣、粉刺）、帮助人体合成维生素 D、改善失眠等,并且不会产生不良反应。

光线会影响大脑神经传导素的分泌,其中和日夜节律最相关的神经传导素为褪黑素。光照疗法的目的是利用人造强光调节褪黑素的分泌,借此改变人体睡眠的生理现象。适度明亮的光线会振奋精神、增加活力、降低疲惫感,并且使人们的睡眠更深沉有效。光照疗法的作用机制简单明确,可用以改善因夜班或时差等产生的失眠问题。

除了可利用自然光进行光照疗法外,也可用专门的光疗设备在早晚进行治疗,光线至少 2 500 勒克斯（高于一般室内光线 200 倍）,每次照射半小时到 2 小时以内,连续 1 周左右就能见效。但光照疗法和服药一样,要考虑剂量,且一天中何时照射会产生不同效果,建议接受光照治疗由专业人员做合适的评估和操作。另外,要注意睡前不要在太过明亮的光线下活动,以免褪黑素分泌被抑制而造成失眠。有些人会因照射太久或光线太强,出现头痛、头晕、眼睛酸涩等不适,只要减少照射时间或停止照射,就能轻易改善。

（吴悦娟）

17. 天天在家里拖地板、干家务,是不是算运动治疗?

不能算。运动治疗是指利用训练者徒手、器械或患者自身力量,通过某些运动方式（主动或被动运动等）,使患者获得全身或局部运动功能,改善控制姿势,提高运动能力的训练方法。在行运动疗法之前,应由专门的物理治疗师进行一系列运动功能评定,根据患者的情况制定适合的运动疗法,而在家天天拖地板、干家务并不会取得治疗的效果。

适当的运动可以帮助患者更好地缓解抑郁症状。其中,排在前 3 位的运动项目为大众运动（如足球、篮球）、骑自行车、有氧体操。时间 45～60 分钟，每周 3～5 次，才能拥有最佳效果。诸多研究证实，运动可以有效改善抑郁症患者的情绪。加拿大情绪和焦虑治疗网络（CANMAT）、美国医师协会（ACP）和美国心理学会（APA）、英国国家健康与临床优化研究院（NICE）指南等均将运动治疗作为轻、中度抑郁症患者单方案治疗的 1 级推荐治疗方案之一。运动治疗作为多个指南中推荐的治疗手段，具有依从性高、操作性强、不良反应少的优势。此外，美国一些的研究表明，运动与认知行为治疗（CBT）相结合，可帮助糖尿病及慢性心力衰竭抑郁者减缓症状并提高生活质量。目前关于运动干预可改善抑郁症的机制尚不明确。

（吴悦娟）

18. 中医学历史悠久，在很多疾病治疗中有着不可取代的作用，请问针灸治疗对心境障碍有帮助吗？

有帮助。研究表明，针灸在"抑郁发作性心境障碍"的治疗中有明显的效果。中医学没有"抑郁发作"这一名称，根据其临床表现，归属于"郁病"范畴。《内经》首先提出情志内郁致病的观点，肝失疏泄、脾失运化、心神失养、脏腑阴阳气血失调是郁病总的发病机制。

近年来针灸治疗抑郁发作性心境障碍方法（如电针疗法、头针疗法、耳针疗法）各异，具有一定的临床疗效且不良反应少。目前对针灸治疗抑郁发作的研究课题比较少，期待寻求一种安全、简便的治疗方法，在提高患者的生活质量、降低社会经济负担方面产生重大的医学和社会意义。

（吴悦娟）

19. 常常听人说认知行为治疗是一种高大上的治疗，那么认知行为治疗是怎么回事？

认知行为治疗（CBT）是由 A. T. Beck 在 20 世纪 60 年代提出的一种有结构、短程、认知取向的心理治疗方法，主要针对抑郁症、焦虑症等心理疾病和不合理认知导致的心理问题。其着眼点在患者不合理的认知问题上，通过改变患者对已、对人或对事的看法与态度来改变心理问题。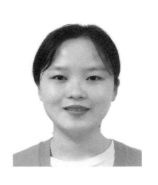

认知行为治疗主要观点：人的情绪来自人对所遭遇事情的信念、评价、解释或哲学观点，而非事情本身。认知疗法的主要代表 A. T. Beck 认为："适应不良的行为与情绪，都源于适应不良的认知。"一个人一直"认为"自己表现得不够好，连自己的父母也不喜欢他，因此做什么事都没有信心，很自卑，心情也很不好。治疗的策略在于帮助他重新构建认知结构，评价自己，对自己有信心，更改认为自己"不好"的认知。认知行为治疗的目标不仅仅是针对行为、情绪这些外在表现，而且分析患者的思维活动和应付现实的策略，找出错误的认知并加以纠正。

（毛　玲）

20. 在家里接受治疗是不是就是家庭治疗？

不是的。家庭治疗是以家庭为对象实施的团体心理治疗模式，其目标是协助家庭消除异常、病态情况，以执行健康的家庭功能。家庭治疗的特点：不着重于家庭成员个人的内在心理构造与状态的分析，而将焦点放在家庭成员的互动与关系上；从家庭系统角度去解释个人的行为与问题;个人的改变有赖于家庭整体的改变。

一般家庭治疗的实施方法如下。①预备性会谈:治疗师邀请家庭成员来治疗室,通过会谈了解家庭的构成情况、特点、成员间的相互交流方式和相互作用方式。②治疗性会谈:治疗师每隔一段时间,与来诊家庭中的成员一起会谈。会谈时,努力营造一种融洽的对话气氛,让所有家庭成员感到受尊重,能积极、自然地表达自己的态度和感受。如有需要,治疗师会布置一定的家庭作业,要求家庭成员积极地配合完成。③治疗持续时间:每次治疗性会谈为 60 分钟,每周 1 次,以后可逐步延长至每月或数月 1 次,每个疗程一般为 6～10 次。④治疗终止:进行一系列的家庭会谈和相应的治疗性作业。如果家庭已经建立起合适的结构,成员间的交流已趋明晰而直接,发展出新的、有效的解决问题的技术,代际间的等级结构、家庭内的凝聚力、成员中独立自主的能力得到了完善和发展,原来维持症状的平衡已被打破且建立了新的平衡,就可以考虑结束家庭治疗。

(毛　玲)

21. 我得了双相情感障碍,人际关系很差,听说人际社会节奏治疗有用,其原理和方法是什么?

人际社会节奏治疗(IPSRT)是一种以临床证据为基础,专门针对双相情感障碍患者的心理治疗方法,由 Ellen Frank 设计开发,并应用于双相Ⅰ型障碍患者的治疗。其基本的理论假设为:双相情感障碍患者对生理节奏和睡眠-觉醒周期(sleep-wake cycle)紊乱具有易感性,并表现出此类节律紊乱的症状。通过配合药物治疗,联合人际心理治疗基本原则和行为技术,IPSRT 调整了那些影响生理节奏和睡眠-觉醒周期的生理、社会、心理因素,减少了人际问题,改善了患者的总体功能,使患者能更好地管理那些混乱的日常事务。

IPSRT 传统上被划分为以下 3 个阶段。

(1)初始阶段(3～4 次会谈)　通过社会节奏 5 项(SRM－5)评估,治疗师帮助患者回顾以往的日常生活与问题人际关系对其情绪的影响。通过心理教育干预,治疗师可以提高患者服药的依从性,帮助患者学会识别疾病的预兆和症状,从而采取针对性的措施预防发作。

(2)中间阶段　治疗师帮助患者制订稳定日常生活节奏的策略,管理情绪状态,解决人际关系问题。治疗师帮助患者培养日常生活规律、作息节律,并寻求这些因素之间的最佳平衡。在这个阶段,会谈从每周 1 次转变为每半个月 1 次,最后变为每月 1 次。

(3)终止阶段　治疗师注重于治疗的终止,回顾治疗成功和不足之处,帮助患者确定应对未来管理人际关系问题和症状恶化的策略。在 IPSRT 的课程中,治疗师可以根据患者的需要在人际关系治疗、心理健康教育、传授社会节奏技巧之间无缝切换。

(毛　玲)

22. 能介绍一下团体心理治疗的方法与原理吗?

团体心理治疗一般由 1～2 名治疗师主持,治疗对象由 8～15 名具有相同或不同问题的成员组成。治疗采取聚会的方式,可每周 1 次,每次 1.5～2 小时,治疗次数可视患者的具体问题和具体情况而定。在治疗期间,团体成员就大家所共同关心的问题进行讨论,观察和分析有关自己和他人的心理与行为反应、情感体验和人际关系,从而使自己的行为得以改善。

团体心理治疗的主要特色在于随着时间的进展,团体成员自然形成一种亲近、合作、相互帮助、相互支持的团体关系和气氛。

这种关系为每一位患者提供了一种与团体其他成员相互作用的机会,使他们尝试以另一种角度来面对生活,通过观察分析别人的问题而对自己的问题有更深刻的认识,并在别人的帮助下解决自己的问题。

（毛　玲）

第十一章 附　　录

附录 1 ◆ 心境障碍 ICD－10 诊断标准

F30－F39　心境(情感)障碍

引言

心境(情感)障碍是心境或情感的改变,通常表现为低落(可伴或不伴焦虑)或高涨。心境改变一般伴有整体活动水平的改变,大多数其他症状或继发于心境改变,或易于从心境改变的背景得到理解。这类障碍大多有复发倾向,每次发病常与应激性事件或处境有关。

对情感障碍分类主要标准的取舍系基于实用的考虑,以便使常见的临床障碍易于确认。因相当一部分患者仅发病一次,故将单次发作与双相及其他多次发作的障碍作了区分。同时,严重程度关系到治疗以及提供哪种水平的服务,所以分类中对它亦予以突出。必须说明的是,这里提到的"躯体的"症状,曾称为"忧郁的""生命的""生物的""内脏源性的"。关于这一综合征的科学地位,目前仍有一定疑问,将其纳入分类,以期能对分开标明这一综合征的实用性进行广泛的临床评价。目前这样的分类安排,可使有意记录躯体综合征的人如其所愿,而忽略它也不会损失任何其他信息。

不同等级严重程度的区分依旧是个问题,因为许多临床工作者有这个愿望,故分为轻度、中度、重度 3 个等级。

本分类中,"躁狂"和"重度抑郁"表示情感谱对立的两个极端。"轻躁狂"表示不伴妄想、幻觉或正常活动完全解体的一种中间状态,通常(但不一定)见于处在躁狂发展或恢复阶段的患者。

F30 躁狂发作

这里分为 3 种严重程度。其共有的基本特征是心境高涨,身体和精神活动的量和速度均增加。本类中所有亚型仅用于单次躁狂发作,若发作前或之后有情感(抑郁、躁狂、轻躁狂)发作,则归于双相情感障碍(F31.—)。

包含:双相障碍,单次躁狂发作。

F30.0 轻躁狂

轻躁狂是躁狂(F30.1)的较轻表现形式;较之环性心境(F34.0),其心境和行为的异常又更为持续、也更为明显,故不宜归于其下。轻躁狂不伴幻觉和妄想,存在持续的(至少连续几天)心境高涨,精力和活动增高。常有显著的感觉良好,并觉身体和精神活动富有效率,社交活动增多,说话滔滔不绝,与人过分熟悉,性欲增强,睡眠需求减少等表现,不致造成工作严重受损或引起社会拒绝。有时,易激惹、自负自傲、行为莽撞的表现替代了较为多见的欣快的交往。

可有注意集中和注意损害,从而降低从事工作能力,以及放松、进行闲暇活动的能力,但这并不妨碍患者对全新活动和冒险表现出兴趣或轻度挥霍。

与高涨或改变的心境相应的上述几项特征至少连续存在几天,其程度和持续性超出环性心境(F34.0)的表现。轻躁狂诊断不排斥对工作和社会活动的相当妨碍,若达到了严重损害和完全破坏的程度,就诊断为躁狂(F30.1 或 F30.2)。

F30.1 躁狂,不伴精神病性症状

心境的高涨与个体所处环境不协调,表现可从无忧无虑的高兴到几乎不可控制的兴奋。心境高涨同时伴有精力增加和随之而来的活动过多、言语迫促(pressure of speech),以及睡眠需要减少。正常的社会抑制消失,注意力不能持久,并常有显著的随境转移。自我评价膨胀,随意表露夸大或过分乐观的观念。

可出现知觉障碍。例如:觉得色彩特别生动(并且往往是美的);专注于物体表面或质地的精微细节,主观感到听觉敏锐。患者可能着手过分和不切实际的计划,挥金如土,或变得攻击性强、好色,或在不恰当的场合开玩笑。某些躁狂发作中,不出现心境高涨,而代之以易激惹和多疑。首次发作常见于 15~30 岁,也可发生在童年后期至六七十岁的任何年龄。

【诊断要点】

发作至少应持续 1 周,严重程度达到完全扰乱日常工作和社会活动。心境改变伴有精力增加和上述几条症状(特别是言语迫促,睡眠需求减少,夸张、过分乐观)。

F30.2 躁狂,伴精神病性症状

这是较 F30.1 描述的躁狂更为严重的一种躁狂临床表现形

式,膨胀的自我评价和夸大观念可达到妄想程度,易激惹和多疑可发展成被害妄想。在严重病例中,有关身份或角色的夸大或宗教妄想可占优势。思想奔逸和言语迫促可能使患者无从被人理解。严重而持久的躯体活动与兴奋可致攻击或暴力。对饮食及个人卫生的忽视可造成脱水和自我忽视的危险状态。若有必要,可进一步标明妄想或幻觉与心境"协调"或"不协调"。"不协调"应包含不带情感色彩的妄想或幻觉。例如,没有自罪或被指控内容的关系妄想;向患者讲述没有特殊情感意义事件的声音。

F31 双相情感障碍

【诊断要点】

　　本病的特点是反复(至少 2 次)出现心境和活动水平明显紊乱的发作,紊乱有时表现为心境高涨、精力和活动增加(躁狂或轻躁狂);有时表现为心境低落、精力降低和活动减少(抑郁)。发作间期通常以完全缓解为特征。与其他心境障碍相比,本病在两性的发病率更为接近。由于仅有躁狂的患者相对罕见,而且他们与至少偶有抑郁发作的患者有类似性(在家庭史、病前人格、起病年龄、长期预后等方面),故这类患者也归于双相(F31.8)。

躁狂发作通常起病突然,持续时间 2 周至 4～5 个月不等(中位数约为 4 个月);抑郁持续时间趋于长一些(中位数约为 6 个月);除在老年期外,很少超过 1 年。两类发作通常都继之于应激性生活事件或其他精神创伤,但应激的存在并非诊断必需。首次发病可见于从童年到老年的任何年龄。发作频率、复发与缓解的形式均有很大变异。随着时间推移,缓解期有渐短的趋势。中年之后,抑郁变得更为常见,持续时间也更长。

谈「欣」解「忧」话心境

158

原来的"躁狂-抑郁性精神病"也包括仅有抑郁发作的患者，但现在的"躁狂抑郁性障碍或精神病"主要用作双相障碍的同义词。

包含：躁狂-抑郁性疾病、精神病或反应。

不含：双相，单次躁狂发作(F30. —)环性心境(F34.0)。

F31.0　双相情感障碍，目前为轻躁狂

【诊断要点】

确诊需要：①目前发作符合轻躁狂的标准(F30.0)；②过去必须至少有1次其他情感发作(轻躁狂、躁狂、抑郁或混合性)。

F31.1　双相情感障碍，目前为不伴有精神病性症状的躁狂发作

【诊断要点】

确诊需要：①目前发作必须符合不伴精神病性症状的躁狂发作(F30.1)的标准；②过去必须至少有1次其他情感发作(轻躁狂、躁狂、抑郁或混合性)。

F31.2　双相情感障碍，目前为伴有精神病性症状的躁狂发作

【诊断要点】

确诊需要：①目前发作必须符合伴精神病性症状的躁狂发作(F30.2)的标准；②过去必须至少有1次其他情感发作(轻躁狂、躁狂、抑郁或混合性)。

F31.3 双相情感障碍,目前为轻度或中度抑郁

【诊断要点】

确诊需要:①目前发作必须符合轻度抑郁发作(F32.0)或中度抑郁发作(F32.1)的标准;②过去必须至少有 1 次轻躁狂、躁狂或混合性的情感发作。

第 5 位数码用于标明在目前抑郁发作中是否存在躯体症状:

F31.30 不伴躯体症状。

F31.31 伴躯体症状。

F31.4 双相情感障碍,目前为不伴精神病性症状的重度抑郁发作

【诊断要点】

确诊需要:①目前发作必须符合不伴精神病性症状的重度抑郁发作(F32.2)的标准;②过去必须至少有 1 次躁狂、轻躁狂或混合性的情感发作。

F31.5 双相情感障碍,目前为伴精神病性症状的重度抑郁发作

【诊断要点】

确诊需要:①目前发作必须符合伴精神病性症状重度抑郁发作(F32.3)的标准;②过去必须至少有 1 次躁狂、轻躁狂或混合性的情感发作。

如果需要,幻觉或妄想可标明为与心境协调或不协调(见F30.2)。

F31.6　双相情感障碍,目前为混合状态

患者过去至少有过1次躁狂、轻躁狂或混合性情感发作,目前或表现为混合性状态,或表现为躁狂、轻躁狂及抑郁症状的快速转换。

【诊断要点】

虽然双相障碍最典型的形式是交替出现的躁狂和抑郁发作,其间为正常心境分隔;但是,抑郁心境伴以连续数日至数周的活动过度和言语迫促,以及躁狂心境和夸大状态下伴有激越、精力和本能驱力降低,并不罕见。抑郁症状与轻躁狂或躁狂症状可以快速转换,每日不同,甚至因时而异。如果在目前的疾病发作中,两套症状在大部分时间里都很突出且发作持续至少2周,则应作出混合性双相情感障碍的诊断。

不含:单次混合性情感发作(F38.0)。

F31.7　双相情感障碍,目前为缓解状态

患者过去至少有过1次躁狂、轻躁狂或混合性情感发作,且至少有1次轻躁狂、躁狂、抑郁或混合性情感发作,但患者目前无明显的心境紊乱,并已处于这种状态数月。不排除患者为减少复发危险而正在继续治疗之中。

F31.8　其他双相情感障碍

包含:双相障碍Ⅱ型,复发性躁狂发作。

F31.9　双相情感障碍,未特定

F32　抑郁发作

以下描述了3种不同形式的抑郁发作[轻度(F32.0)、中度(F32.1)、重度(F32.2)和(F32.3)]。各种形式的典型发作中,患者通常有心境低落、兴趣和愉快感丧失，导致劳累感增加和活动减少的精力降低。常见的症状包括稍做事情即觉明显的倦怠以及如下症状。①集中注意和注意的能力降低；②自我评价和自信心降低；③自罪观念和无价值感（即使在轻度发作中也有）；④认为前途暗淡悲观；⑤自伤或自杀的观念或行为；⑥睡眠障碍；⑦食欲下降。

低落的心境几乎每日一样，且不随环境而改变，但在一天内可显示出特征性的昼夜差异。与躁狂一样，临床表现可有明显的个体差异。青少年患者中，非典型的表现尤为常见。在某些病例中，焦虑、痛苦和运动性激越有时比抑郁更为突出。此外，心境的改变也可能被易激惹、过度饮酒、戏剧性行为、原有恐怖或强迫症状恶化等附加特征或疑病性先占观念所掩盖。对 3 种不同严重程度抑郁的诊断均要求至少持续 2 周。如果症状格外严重或起病急骤，时间标准适当缩短也是有道理的。

以上某些症状可以提出来构成被广泛认为具有特殊临床意义。这些"躯体"症状最典型的例子是：①对通常能享受乐趣的活动丧失兴趣和愉快感；②对通常令人愉快的环境缺乏情感反应；③较平时早醒 2 小时或更多；④早晨抑郁加重；⑤客观证据表明有精神运动性迟滞或激越（为他人提及或报告）；⑥食欲明显下降；⑦体重降低（通常定义为过去 1 个月里失去体重的 5% 或更多）；⑧性欲明显降低。一般只有肯定存在以上 4 条症状时，才被认为有躯体综合征。下面详细描述轻度（F32.0）、中度（F32.1）和重度（F32.2 和 F32.3）抑郁发作几个类别都仅用于单次（首次）抑郁发作。若具有抑郁发作，则归于复发性抑郁障碍（F33.—）的亚型中。

与心境（情感）障碍伴随的自杀行为最常见的是自行服用处方药导致中毒，对此应采用 ICD‐10 第 XX 章（X60—X84）的补充编码加以记录。这些编码不涉及自杀未遂与"准自杀"的区别，因为以上 2 种情况都属于自伤这一总类。

轻度、中度、重度抑郁之间的区分依赖于复杂的临床判断，包括症状的数量、类型以及严重度。日常工作和社交活动的表现通常是帮助了解严重程度的有用指标；但是，个人的、社会的、文化的影响使症状的严重程度与社会功能之间并不呈现平行关系，这种影响很常见也很有力，因而将社会功能表现纳入严重程度的基本标准并非明智之举。

存在痴呆（F00～F03）或精神发育迟滞（F70～F79）并不排斥可治性抑郁发作的诊断。由于交流的困难，诊断较平时在更大程度上依赖于客观可观察到的躯体症状，如精神运动性迟滞、食欲及体重下降、睡眠障碍。

包含：抑郁性反应的单次发作；重症抑郁（不伴精神病性症状）；心因性抑郁或反应性抑郁（F32.0，F32.1，F32.2）。

F32.0　轻度抑郁发作

【诊断要点】

　　心境低落、兴趣与愉快感丧失、易疲劳通常视为最典型的抑郁症状。要确诊，应至少存在上述症状中的 2 条，再加上至少 2 条 F32 抑郁发作中所描述的症状。所有症状都不应达到重度。整个发作持续至少 2 周。

轻度抑郁发作的患者通常为症状困扰，继续进行日常的工作和社交活动有一定困难，但患者的社会功能大概不会不起作用。

第 5 位数码用以标明躯体症状的有无：

F32.00　不伴躯体症状

符合轻度抑郁发作的标准，极少或不存在躯体症状。

F32.01　伴躯体症状

符合轻度抑郁发作的标准，并伴 4 条或更多躯体症状（只存在

2 条或 3 条躯体症状,但极为严重,采用本类也是合理的)。

F32.1　中度抑郁发作

【诊断要点】

　　应至少存在轻度抑郁发作中给出 3 条典型抑郁症状中的 2 条,再加上至少 3 条(最好 4 条)其他症状。其中某几条症状较为显著;如果存在的症状特别广泛,这一点也不是必需的。整个发作至少持续 2 周。

　　通常,中度抑郁患者继续进行工作、社交或家务活动有相当困难。

　　第 5 位数码用以标明躯体症状的有无:

　　F32.10　不伴躯体症状

　　符合中度抑郁发作的标准,不存在或极少存在躯体症状。

　　F32.11　伴躯体症状

　　符合中度抑郁发作的标准,存在 4 条或更多躯体症状(若仅有 2 条或 3 条躯体症状,但极为严重,归于本类也是合理的)。

F32.2　重度抑郁发作,不伴精神病性症状

　　重度的抑郁发作患者常表现出明显的痛苦或激越。如迟滞为突出特征时,上述表现可不明显。自尊丧失、无用感、自罪感可以很突出。在极严重的病例,自杀是显而易见的危险。这里假定重度抑郁发作中几乎总是存在躯体症状。

【诊断要点】

　　轻度和中度抑郁发作(F32.0,F32.1)中提出的所有 3 条典型症状都应存在,并加上至少 4 条其他症状,其中某些症状

应达到严重的程度。但是,如激越和迟滞这类主要症状十分明显时,患者可能不愿或不能描述许多其他症状。在这种情况下,从总体上评定为重度发作也是适宜的。抑郁发作一般应持续 2 周,但在症状极为严重或起病非常急骤时,依据不足 2 周的病程作出这一诊断也是合理的。

重度抑郁的患者,除了在极有限的范围内,几乎不可能继续进行社交、工作或家务活动。

本类别仅用于不伴精神病性症状的单次重度抑郁发作;再有发作,应采用复发性抑郁障碍(F33. 一)的亚类。

包含:单次发作的激越性抑郁;不伴精神病性症状的抑郁或生命性抑郁。

F32.3 重度抑郁发作,伴精神病性症状

【诊断要点】

符合 F32. 2 中给出的重度抑郁发作的标准,并且存在妄想、幻觉或抑郁性木僵。妄想一般涉及自罪、贫穷或灾难迫在眉睫的观念,患者自认对灾难降临负有责任。听幻觉常为诋毁或指责性的声音;嗅幻觉多为污物、腐肉的气味。严重的精神运动迟滞可发展为木僵。若有必要,妄想或幻觉可进一步标明为与心境协调或与心境不协调(见 F30. 2)。

【鉴别诊断】

抑郁性木僵必须与紧张型精神分裂症(F20. 2)、分离性木僵(F44. 2),以及器质性木僵相鉴别。本类仅用于单次发作的

伴精神病性症状的重度抑郁;再有发作,应采用复发性抑郁
(F33.—)的亚类。

包含:伴精神病性症状的单次重症抑郁发作;精神病性抑郁;
心因性抑郁性精神病;反应性抑郁性精神病。

F32.8　其他抑郁发作

当总的诊断印象表明发作有抑郁性质,但并不符合 F32.0—
F32.3 中给出的抑郁发作的描述时,归于本类。这类例子有:轻重
时有变化的抑郁症状(特别是其躯体表现)与紧张、烦恼、痛苦等非
诊断症状;躯体抑郁症状与非器质性原因所致的持续性疼痛或疲
劳的混合形式(有时在综合医院可见)。

包含:非典型性抑郁;单次发作的"隐匿性"抑郁 NOS。

F32.9　抑郁发作,未特定

包含:抑郁 NOS;抑郁性障碍 NOS。

F33　复发性抑郁障碍

本障碍的特点是反复出现抑郁发作[轻度(F32.0)、中度
(F32.1)、重度(F32.2 和 F32.3)]中所标明的抑郁发作历史,不存
在符合躁狂(F30.1 和 F30.2)标准的心境高涨和活动过度的独立
发作。如果紧接在抑郁之后出现短暂的符合轻躁狂标准(F30.0)
的轻度心境高涨和活动增加(有时显然是由抗抑郁剂治疗所诱
发),仍应使用本类别。抑郁发作的起病年龄、严重程度、持续时
间、发作频率等均无固定规律。一般而言,初次发作晚于双相障
碍,平均起病年龄为 40～49 岁。每次发作同样持续 3～12 个月
(中位数约为 6 个月),但复发频率低些。发作间期一般缓解完全,
但少数患者可发展为持续性抑郁,主要见于老年人(这种情况仍用
本类别)。不同严重程度的发作一般都是由应激性生活事件诱发。

在很多文化背景下,无论抑郁发作的次数还是持续性抑郁的发生,女性均为男性的2倍。

就复发性抑郁障碍的患者而言,无论发生过多少次抑郁,出现躁狂发作的危险始终不能完全排除。一旦出现躁狂发作,诊断就应改为双相情感障碍。

复发性抑郁发作还可细分如下:首先标明目前发作的类型,然后(如果有充分资料可供参考)标明多次发作中占优势的类型。

包含:复发性抑郁性反应的发作,心因性抑郁;反应性抑郁,季节性情感障碍(F33.0 或 F33.1)。

复发性内源性抑郁的发作,重症抑郁,躁狂抑郁性精神病(抑郁型),心因性或反应性抑郁性精神病,精神病性抑郁,致命性抑郁(F33.2 或 F33.3)。

不含:复发性短暂抑郁发作。

F33.0 复发性抑郁障碍,目前为轻度发作

【诊断要点】

确诊需要:①应符合复发性抑郁障碍(F33.—)的标准,目前发作应符合轻度抑郁发作(F32.0)的标准;②应至少2次发作,每次持续时间至少2周,2次发作之间应有几个月无明显心境紊乱。否则,诊断应为其他复发性心境[情感]障碍(F38.1)。

第5位数码用以标明目前发作中是否存在躯体性症状:

F33.00 不伴躯体症状(见 F32.00)。

F33.01 伴躯体症状(见 F32.01)。

若需要,可标明既往发作中占优势的类型(轻度或中度,重度,不确定)。

F33.1　复发性抑郁障碍,目前为中度发作

【诊断要点】

　　确诊需要:①应符合复发性抑郁障碍(F33.—)的标准,目前发作应符合中度抑郁发作(F32.1)的标准;②应至少2次发作,每次持续时间至少2周,2次发作之间应有几个月无明显心境紊乱。

　　否则,诊断应为其他复发性心境[情感]障碍(F38.1)。

　　第5位数码用以标明目前发作中是否存在躯体性症状:

　　F33.10　不伴躯体症状(见F32.10)。

　　F33.11　伴躯体症状(见F32.11)。

　　若需要,可标明既往发作中占优势的类型(轻度或中度,重度,不确定)。

F33.2　复发性抑郁障碍,目前为不伴精神病性症状的重度发作

【诊断要点】

　　确诊需要:①应符合复发性抑郁障碍(F32.—)的标准,目前发作应符合不伴精神病性症状的重度抑郁发作(F32.2)的标准;②应至少2次发作,每次持续时间至少2周,2次发作之间应有几个月无明显心境紊乱。

　　否则,诊断应为其他复发性心境(情感)障碍(F38.1)。

　　若需要,可标明既往发作中占优势的类型(轻度或中度,重度,不确定)。

F33.3　复发性抑郁障碍,目前为伴精神病性症状的重度发作

【诊断要点】

确诊需要:①应符合复发性抑郁障碍(F33.—)的标准,目前发作应符合伴精神病性症状的重度抑郁发作(F32.3)的标准;②应至少2次发作,每次持续时间至少2周,2次发作之间应有几个月无明显心境紊乱。

否则,诊断应为其他复发性心境(情感)障碍(F38.1)。

若需要,妄想或幻觉可标明为心境协调或心境不协调(见F30.2)。

若需要,可标明既往发作中占优势的类型(轻度或中度,重度,不确定)。

F33.4　复发性抑郁障碍,目前为缓解状态

【诊断要点】

确诊需要:①既往应符合复发性抑郁障碍(F33.—)的标准,目前不应符合任何严重程度抑郁发作或F30—F39中任何其他障碍的标准;②应至少2次发作,每次持续时间至少2周,2次发作之间应有几个月无明显心境紊乱。

否则,诊断应为其他复发性心境(情感)障碍(F38.1)。

如果患者为减少复发危险在继续接受治疗仍可采用本类别。

F33.8　其他复发性抑郁障碍

F33.9　复发性抑郁障碍,未特定

包含:单相抑郁NOS。

F34　持续性心境(情感)障碍

本类障碍表现为持续性并常有起伏的心境障碍,每次发作极

少(即或有的话)严重到足以描述为轻躁狂,甚至不足以达到轻度抑郁。它们持续数年,有时甚至占据个体一生中的大部分时间,因而造成相当程度的主观痛苦和功能残缺。在某些情况下,反复和单次发作的躁狂以及轻度或重度的抑郁障碍可叠加在持续的情感障碍之上。将持续性情感障碍分归此处而不与人格障碍放在一起的原因在于家族研究的证据表明,它们在遗传上与心境障碍有关;同时,有时采用与心境障碍治疗相同的方法可使之改善。下文对环性心境和恶劣心境的早发和迟发形式作了描述;若需要,可予标明。

F34.0　环性心境

心境持续性地不稳定,包括众多轻度低落和轻度高涨的时期。这种不稳定一般开始于成年早期,呈慢性病程;不过有时也可有正常心境,且一次稳定数月。患者通常认为心境的起伏与生活事件无关。如果没有相当长时间的观察或是对个体既往行为较充分的了解,很难作出诊断。由于心境波动的幅度相对较小,且心境高涨的时期令人愉快,环性心境往往不能引起医生方面的注意。有时可能因为虽有心境改变,但这种改变与活动、自信、社交或满足欲望等方面的周期性改变相比并不突出。如需要,可根据发病年龄标明早发(近 20 岁或 20 几岁)或迟发。

【诊断要点】

基本特点是心境持续的不稳定,包括轻度低落和轻度高涨的众多周期,其中没有任何一次在严重程度或持续时间上符合双相情感障碍(F31.—)或复发性抑郁障碍(F33.—)的标准。这也就意味着,心境波动的每次发作均不能符合躁狂发作(F30.—)或抑郁发作(F32.—)任一类别的标准。

包含:情感性人格障碍;环性人格;环性心境人格。

F34.1　恶劣心境

这是慢性的心境低落,无论从严重程度还是一次发作的持续时间,目前均不符合轻度或中度复发性抑郁障碍(F33.0 或 F33.1)的标准,但之前(尤其是开始发病时)可以符合轻度抑郁发作的标准。轻度低落的每个周期与相对正常的间期在时间上的分布变异甚大。患者往往主诉有数天至数周感觉不错,但多数时间(一般数月)感到疲倦、抑郁、万事皆为负担、无一能带来乐趣,患者郁闷沉思、诸多抱怨、睡眠不佳、自感能力不足,但通常能应付日常生活中的基本事务。因而,恶劣心境与抑郁性神经症和神经症性抑郁的概念有许多共同之处。如需要,可就发病年龄标明早发(近 20 岁或 20 多岁)或迟发。

【诊断要点】

　　基本特征为相当长时间存在低落心境,这种心境低落总是不能或仅偶尔符合轻度或中度复发性抑郁障碍(F33.0 或 F33.1)的标准,通常始于成年早期,持续数年,有时终身;若在晚年发病,通常为一次独立抑郁发作(F32.—)的后果,与居丧或其他明显的应激有关。

　　包含:抑郁性神经症;抑郁性人格障碍;神经症性抑郁(持续 2 年以上);持续性焦虑抑郁。

　　不含:焦虑抑郁(轻度或非持续性)(F41.2);居丧反应、持续不足 2 年(F43.21,延长的抑郁性反应);残留型精神分裂症(F20.5)。

F34.8　其他持续性心境(情感)障碍

此为残留类别。那些有临床意义,但持续时间或严重度不足以符合环性心境(F34.0)或恶劣心境(F34.1)标准的持续性情感障碍归于此类。曾称为"神经症性"的某些类型的抑郁,如果既不符合环性心境(F34.0)或恶劣心境(F34.1)的标准,也不符合轻度抑郁发作(F32.0)或中度抑郁发作(F32.1)的标准,归于本类。

F34.9　持续性心境(情感)障碍,未特定

F38　其他心境(情感)障碍

F38.0　其他单次发作的心境(情感)障碍

F38.00　混合性情感发作

持续至少 2 周的情感发作;特征是或为轻躁狂、躁狂及抑郁症状的混合,或为上述症状的快速交替(通常在几小时内)。

F38.1　其他复发性心境(情感)障碍

F38.10　复发性短暂抑郁障碍

反复出现的短暂抑郁发作,在既往一年中大约每月出现 1 次,每次抑郁发作持续时间不足 2 周(典型的为 2~3 天,缓解完全),但能够符合轻度、中度、或重度抑郁发作(F32.0、F32.1、F32.3)的症状学标准。

F38.8　其他特定的心境(情感)障碍

此为残留类别,用于不符合上述 F30.~F38.1 标准的任何其他类别的情情感障碍。

F39　未特定的心境(情感)障碍

附录 2 ◆ 评估量表

1. 抗抑郁药物不良反应量表(rating scale for side effects, SERS)

指导语　请根据自己的实际情况,选择最符合目前身体状况的答案(附表 1)。

附表 1   抗抑郁药物不良反应量表

1. 身体疲倦	无	
	轻度疲劳,但不需要额外的休息	
	有时,或非常疲劳而不得不卧床和休息	
	整天卧床	
2. 头痛	无	
	偶尔	
	持续性中度头痛或偶尔严重头痛	
	持续性严重头痛	
3. 睡眠障碍	正常睡眠	
	轻度睡眠障碍	
	只睡 3 小时	
	睡眠不足 3 小时	
4. 头晕	无	
	偶尔轻度头晕	
	持续性轻度头晕	
	持续性头晕而不得不躺下	
5. 直立性虚脱		
6. 心悸	没有	
	稍有	
	时有	
	常有	
7. 震颤	无	
	轻度,活动不受到损伤	
	中度	
	严重	

8. 出汗	正常	
	轻度增加(手心湿)	
	明显增加(衣服湿)	
	出汗甚多(多次换衣服)	
9. 口干	无	
	有些,但没有主观的不适感	
	明显,但不严重或不觉痛苦	
	严重,说话困难	
10. 便秘	无	
	有些	
	确实有	
	≥4 天没有排便运动	
11. 排尿障碍	无	
	排尿有些困难	
	在排空膀胱时确有困难,需要治疗	
	尿潴留	
12. 嗜睡	无	
	轻度	
	中度,对日常生活有些妨碍	
	严重,影响每日的常规工作	
13. 性功能障碍	无	
	轻度	
	中度	
	严重	
14. 其他		

简介　抗抑郁药物不良反应量表由 Asberg 编制。本量表共14 个项目。

结果分析　SERS 中所有项目均采用 0～3 分的 4 级评分法，各项的标准为：没有 0 分；轻度 1 分；中度 2 分；重度 3 分。评定者需要系统地询问每一个症状。对于每一个症状需要 2 个评定尺度，一为患者在回答问话时自发地报告评定；二为评定者观察所见评定。结果统计指标为单项分和总分。

2. 心境障碍问卷（mood disorder questionnaire，MDQ）

指导语　您是否曾经有一段时间与平时不一样，并且在那段时间有下列表现（附表 2，请在"是"或"否"中打√）。

附表 2　心境障碍问卷表

序号	项　目	是	否
1	您感到非常好或非常开心，但其他人认为与您平时的状态不一样，或者还由于这种特别开心、兴奋而带来麻烦		
2	您容易发脾气，经常大声指责别人、或与别人争吵或打架		
3	您比平时更自信		
4	您睡觉比平时少，而且也不想睡		
5	您话比平时多，或语速比平时快		
6	您觉得脑子灵活、反应比平时快，或难以减慢您的思维		
7	您很容易被身边的事物分散注意力，难以集中注意力或专注于一项工作		
8	您精力比平时好		
9	您比平时积极主动，或比平时做了更多的事情		
10	您比平时喜欢社交或外出，如在半夜仍给朋友打电话		
11	您性欲比平时强		

序号	项　　　　目	是	否
12	您做了一些平时不会做的事情,别人认为那些事情有些过分、愚蠢或冒险		
13	您花钱太多,使自己或家庭陷入困境		

简介　心境障碍问卷(MDQ)是由 Robert M. A. Hirschfeld 医生及其同事共同研发,用于筛查双相障碍,主要包含 13 个关于双相障碍症状的是/非问题。Hirschfeld 等报道,美国精神科门诊患者中,MDQ 的克隆巴赫系数(Cronbach's alpha)为 0.90,划界分为 7 分时。对于区分双相障碍(bipolar disorder,BP)与重性抑郁障碍(单相抑郁障碍,UP)诊断的敏感性、特异性分别为 0.73、0.90。完成 MDQ 耗时 5 分钟左右。该量表为目前世界范围内最常用的双相障碍筛查量表。2010 年,杨海晨等在 Hirschfeld 等授权下,将原量表的英文版本翻译成中文,并对中文版 MDQ 的信度和效度进行评价。

结果分析　每项答"是"得 1 分,"否"不得分。当患者症状量表得分≥7 分,既往曾在某一时间内同时出现上述≥2 个症状,并且在功能损害问题中评为"中度"或"重度",则被视为筛查阳性,须接受针对双相障碍谱系的全面评估。

3. 32 项轻躁狂症状清单(32-item hypomania checklist, HCL‐32)

指导语　每个人在一生中的不同时期都会体验到精力、活力及情绪上的变化或波动("高涨"与"低落")。此问卷旨在评估您在"高涨"时期的特点,请试着回忆当您处于"高涨"状态时,感觉如何?(不管您现在的状态如何,请您对下列所有的描述进行回答)

在"高涨"状态下:回答"是"或"否"(附表3)。

附表3　32项轻躁狂症状清单

条　　目	是	否
1. 我需要的睡眠比平时少		
2. 我感觉比平时更有精力及活动增多		
3. 我比平时更自信		
4. 我更加喜欢工作		
5. 我社交活动增多(打电话比平时多、外出比平时多)		
6. 我想去旅行,而且旅行的确比平时多		
7. 我开车比平时快,或开车不顾危险		
8. 我花钱比平时多,或花了太多钱		
9. 在日常生活中,我比平时更冒险(在工作或在其他活动上)		
10. 我活动量增多(如体育活动等)		
11. 我有更多的打算,或计划更多的活动		
12. 我有更多的点子,或更具有创造力		
13. 我变得不害羞、不胆怯		
14. 我会穿颜色更加鲜艳的衣服,或打扮更时髦		
15. 我想和更多的人接触,或者的确接触了更多的人		
16. 我对"性"更感兴趣,或性欲增强		
17. 我更喜欢找异性聊天,或性活动比平时多		
18. 我比平时健谈		
19. 我思维更加敏捷		
20. 我讲话时会开更多的玩笑,或说更多的双关语		

条 目	是	否
21. 我比平时容易分心		
22. 我会更多地尝试各种新事物		
23. 我的思绪经常从一个话题跳到另一个话题		
24. 我做事比平时快,或觉得更顺手		
25. 我更加没有耐心,或更容易生气		
26. 我令别人疲惫不堪,或更容易对别人发怒		
27. 我与他人的争吵增多		
28. 我情绪变得高涨、更乐观		
29. 我喝咖啡比平时多		
30. 我抽烟比平时多		
31. 我喝酒比平时多		
32. 我比平时服用更多的药物(如镇静剂、抗焦虑剂、兴奋剂等)		

简介　轻躁狂自评量表(HCL-32)为一项自陈式量表,共有32个项目,回答是(以往曾出现症状)或否(未呈现或症状不典型),用来评估被测者的轻躁狂倾向,是目前门诊心境障碍患者的主要测量工具之一。

评分标准　共有32个条目,是为1分,否为0分。评分判定以20分为界,总分>20分即为筛查阳性,可作为存在躁狂发作的参考。HCL-32量表因子分析结果主要表现为2种类型:情绪高涨(活跃/兴高采烈)型轻躁狂,包含的条目(第2、3、4、5、10、11、12、13、15、16、19、20、22、24、28项)共15项;易激惹(危险/易激惹)型轻躁狂,包含的条目(第1、8、21、23、25、26、27项)

共 7 项。

结果分析　指标为总分。将 20 个项目的各个得分相加,即得粗分。标准分等于粗分乘以 1.25 后的整数部分。总粗分的正常上限为 41 分,标准总分为 53 分。

4. 杨氏躁狂评定量表(young manic rating scale YMRS)

指导语　最近您是否存在有以下情况,严格按照评分标准和指导语进行,评定的时间跨度是最近 1 周(附表 4)。

附表 4　杨氏躁狂评定量表

1. 心境高涨	无	
	询问时承认有轻度或可能的心境高涨	
	主观感到有肯定的心境高涨,乐观自信,愉悦,与内容相称	
	心境高涨,与内容不相称;幽默	
	欣快,不适当的发笑,唱歌	
2. 活动-精力增加	无	
	主观上增加	
	活跃,手势增多	
	精力过剩,有时活动过多,坐立不安(可以安静下来)	
	运动性兴奋,持续活动过多(无法安静下来)	
3. 性兴趣	正常,未增加	
	轻度或可能增加	
	询问时承认主观上有肯定的性兴趣增加	
	自发谈及性内容,详细描述,主诉性欲增强	
	明显的性举动(指对患者、工作人员或检查者)	

4. 睡眠	没有减少	
	比平时减少1小时或以下	
	比平时减少1小时以上	
	自诉睡眠需要减少	
	否认需要睡眠	
5. 易激惹	无	
	主观上感到易激惹	
	检查中有时易激惹,最近又愤怒或烦恼发作	
	检查中经常易激惹,自始至终回答简短、生硬	
	敌意,不合作,无法检查	
6. 语言-速度 与数量	未增加	
	感觉话多	
	时有语速或语量增加,或啰唆	
	迫促,语速和语量持续增加,难以打断	
	迫促,无法打断、说个不停	
7. 语言-思维 形式障碍	无	
	赘述,轻度分散,思维敏捷	
	分散,失去思维的目标,经常改变话题,思维 加速	
	思维奔逸,离题,难以跟上其思维,音联,模 仿言语	
	语无伦次,无法交流	
8. 思维内容	正常	
	可以的设想,新的兴趣	

	特殊的计划,超宗教的内容	
	夸大或偏执观念,援引观念	
	妄想,幻觉	
9. 破坏-攻击行为	无,合作	
	好讥讽;时有提高嗓门,戒备	
	要求多,威胁	
	检查中威胁检查者,大声喊叫,检查困难	
	攻击,破坏,无法检查	
10. 外表	穿戴修饰得体	
	轻度邋遢	
	修饰不佳,中度零乱,过分修饰	
	蓬乱,衣着不整,过分化妆	
	极度邋遢,过分佩戴饰品,服装奇异	
11. 自知力	存在,承认有病,同意需要治疗	
	承认可能有病	
	承认有行为改变,但否认有病	
	承认可能有行为改变,但否认有病	

简介 杨氏躁狂评定量表(YMRS)1978年由R. C. Young提出。主要用于评定躁狂症状以及严重程度,不是诊断量表,是症状分级量表。

评分标准 共有11个条目,第1、2、3、4、7、10、11项条目是0~4级评分,即依次评为0、1、2、3和4分;第5、6、8、9项条目是0~8级评分。目的在于区分兴奋不合作的患者。评分依靠现场交谈检查,同时参考知情人信息;可以评定极限分;症状判定

根据患者的平时情况作为参考;2 个评分之间难以确定时的原则:
0～4 分的条目选高分,0～8 分的条目选中间分。

结果分析　　正常:0～5 分,轻度:6～12 分,中度:13～19 分,
重度:20～29 分,极重度:≥30 分。

5. Zung 抑郁自评量表(self-rating depression,SDS)

指导语　　本评定量表共有 20 个项目,分别列出了有些人可能
会有的问题。请仔细阅读每一条目,然后根据最近 1 周内您的实
际感受,选择一个与您的情况最相符的答案。A 表示没有该项
症状,B 表示小部分时间有该症状,C 表示相当多时间有该症状,D
表示绝大部分时间或全部时间有该症状。请您不要有所顾忌,应
该根据自己的真实体验和实际情况来回答,不要花费太多的时间去
思考,顺其自然,应根据第一印象作出判断(注意:测验中的每一个
问题都要回答,不要遗漏,以避免影响测验结果的准确性)(附表 5)。

附表 5　Zung 抑郁自评量表

项　　目	A	B	C	D
1. 我觉得闷闷不乐,情绪低沉	很少	小部分时间	相当多时间	绝大部分时间
2. 我觉得一天之中早晨最好				
3. 我一阵阵哭出来或觉得想哭				
4. 我晚上睡眠不好				
5. 我吃得与平常一样多				
6. 我与异性密切接触时和以往一样感到愉快				
7. 我发觉我的体重在下降				

谈「欣」解「忧」话心境

项　　目	A	B	C	D
8. 我有便秘的苦恼				
9. 我心跳比平时快				
10. 我会无缘无故感到疲乏				
11. 我的头脑跟平常一样清楚				
12. 我觉得经常做的事情并没有困难				
13. 我觉得不安而平静不下来				
14. 我对将来抱有希望				
15. 我比平常容易生气激动				
16. 我觉得作出决定是容易的				
17. 我觉得自己是个有用的人,有人需要我				
18. 我的生活过的很有意思				
19. 我认为如果我死了别人会生活得好些				
20. 我仍然对平常感兴趣的事感兴趣				

　　简介　自评抑郁量表(SDS)由美国杜克大学教授庄(William W. K. Zung)于1965～1966年开发。包括20个项目,每个项目由7级评分构成。包括精神性-情感症状2个项目,躯体性障碍8个项目,精神运动性障碍2个项目,抑郁性心理障碍8个项目。量表使用简便,并可直观地反映抑郁患者的主观感受。适用于具有抑郁症状的成年人。

　　评分标准　正向评分题,依次评为1、2、3、4分;反向评分题则评为4、3、2、1分。待评定结束后,把20个项目中的各项分数相加,即得总粗分(X),然后将总粗分乘以1.25以后取整数部分,就得出标准分(Y)。

结果分析　SDS 总粗分的正常上限为 41 分,分值越低状态越好。我国以 SDS 标准分≥50 分为有抑郁症状。抑郁严重度＝各条目累计分/80,其中分数 0.5 分以下者为无抑郁;0.5～0.59 分为轻微至轻度抑郁;0.6～0.69 分为中至重度;0.7 分以上为重度抑郁。

6.9 条目患者健康问卷(patient health questionnaire,PHQ-9)

指导语　在过去的 2 周里,您生活中有多少时候受到以下问题困扰(在您的选择下打"√")(附表 6)。

附表 6　9 条目患者健康问卷

序号	项　目	没有	有几天	一半以上时间	几乎天天
1	做事时提不起劲或没有兴趣	0	1	2	3
2	感到心情低落、沮丧或绝望	0	1	2	3
3	入睡困难、睡不安或睡得过多	0	1	2	3
4	感觉疲倦或没有活力	0	1	2	3
5	食欲不振或吃得太多	0	1	2	3
6	觉得自己很糟糕或很失败,或令自己、家人失望	0	1	2	3
7	对事物专注有困难(如看报纸或看电视)	0	1	2	3
8	行动或说话速度缓慢到别人已经察觉,或刚好相反(变得比平日更烦躁或坐立不安、动来动去)	0	1	2	3
9	有不如死去或有用某种方式伤害自己的念头	0	1	2	3

评分标准 9条目患者健康问卷(PHQ-9)共有9个问题,是筛查抑郁症状的初步工具。总分为每个条目之和。

结果分析 根据评分共分5个等级,分数0~4分为正常;5~7分为抑郁倾向;8~14分为轻度抑郁;15~21分为中重度抑郁;22~27分为重度抑郁。

7. 贝克抑郁量表(BDI)

指导语 这个问卷由许多项目组成,请仔细看每组项目,然后在每组内选择最适合您现在情况(最近1周,包括今天)的1项描述,并将那个数字圈出;如果在一组内有不止一条适合您,请将适合您的条目都圈出来。请先读完一组内的各项叙述,然后选择(附表7)。

附表7　贝克抑郁量表

项目	0	1	2	3
A. 心情	我不感到忧愁	我感到忧愁	我整天感到忧愁,且不能改变这种情绪	我非常忧伤或不愉快,以致不能忍受
B. 悲观	我对将来不感到悲观	我对将来感到悲观	我感到没有什么可指望的	我对将来无望,事事都不能变好
C. 失败感	我不像一个失败者	我觉得我比一般人失败的次数多些	当我回首过去我看到的是许多失败	我感到自己是一个彻底的失败者
D. 不满	我对事情像往常一样满意	我对事情不像往常一样满意	我不再对任何事情感到真正的满意	我对每件事情都不满意或讨厌

项目	0	1	2	3
E. 罪感	我没有特别感到内疚	我在相当一部分时间内感到内疚	我在部分时间内感到内疚	我时刻感到内疚
F. 惩罚感	我没有感到正在受惩罚	我感到我可能受惩罚	我感到我会受惩罚	我感到我正在受惩罚
G. 自厌	我感到我并不使人失望	我对自己失望	我讨厌自己	我痛恨自己
H. 自责	我感觉我并不比别人差	我对自己的缺点和错误常自我反省	我经常责备自己的过失	每次发生糟糕的事都责备自己
I. 自杀倾向	我没有任何自杀的想法	我有自杀的念头但不会真去自杀	我很想自杀	如果有机会我就会自杀
J. 痛苦	我并不比以往爱哭	我现在比以往爱哭	我现在经常哭	我以往能哭,但现在即使想哭也哭不出来
K. 易激动	我并不比以往容易激怒	我比以往容易激怒或容易生气	我现在经常容易发火	以往能激怒我的那些事情现在则完全不能激怒我了
L. 社会退缩	我对他人的兴趣没有减少	我对他人的兴趣比以往减少了	我对他人丧失了大部分兴趣	我现在对他人毫无兴趣
M. 犹豫不决	我与以往一样能作决定	我现在作决定没有以往果断	我现在作决定比以往困难得多	我现在完全不能作决定

谈「欣」解「忧」话心境

186

项目	0	1	2	3
N. 形象歪曲	我觉得自己看上去和以往差不多	我担心自己看上去老了或没有以往好看	我觉得自己的外貌变得不好看了，而且是永久性的改变	我认为自己看上去很丑
O. 活动受抑制	我能像以往一样工作	我要经一番特别努力才能开始做事	我做任何事都必须作很大的努力，强迫自己去做	我完全不能工作
P. 睡眠障碍	我睡眠像以往一样好	我睡眠没有以往那么好	我比往常早醒1～2小时，再次入睡有困难	我比往常早醒几个小时，且不能再次入睡
Q. 疲劳	我现在并不比以往容易疲劳	我现在比以往容易疲劳	我做任何事情都容易疲劳	我太疲劳了，以致不能做任何事情
R. 食欲下降	我的食欲与以往一样好	我食欲没有以往那样好	我食欲差多了	我完全没有食欲了
S. 体重减轻	我最近没有明显的体重减轻	我体重下降≥2.5千克	我体重下降≥5千克	我体重下降≥7.5千克，我用控制饮食来减轻体重（是/否）
T. 有关躯体的健康观念	与以往比我并不怎么担心身体的健康	我担心身体疾病，如疼痛、反胃及便秘	我很担心身体疾病妨碍我思考其他问题	我非常担心身体疾病，以致不能思考任何其他事情
U. 性欲减退	我的性欲最近没有什么变化	我的性欲比以往稍差些	我的性欲比以往减退了许多	我完全丧失了性欲

简介　贝克抑郁量表是美国心理学家贝克(Beck)1967年编制的。量表共有21个条目,每个条目代表一个"症状-态度类型",表示抑郁状况。贝克抑郁量表操作比较简单,应用很广泛。

结果分析　贝克抑郁量表的21个类别对每个类别的描述分为4级,按其所显示的症状严重程度排列,从无到极重,级别分为0～3分。总分数≤4分为无抑郁;5～13分为轻度;14～20分为中度;≥21分为重度。

8. Montgomery-Asberg 抑郁量表(MADRS)

指导语　该量表为他评量表,由专业医务人员完成,见附表8。

附表8　Montgomery-Asberg 抑郁量表

项目	反　　映	评分	得分
1. 观察到的抑郁	无	0	
	看起来是悲伤的,但能使其高兴一些	2	
	显得忧愁,大多数时候感到不快	4	
	整天抑郁,极度严重	6	
2. 抑郁叙述	日常心境中偶有抑郁	0	
	有抑郁或者情绪低沉,但可使其愉快些	2	
	沉湎于抑郁沮丧的心境中,但环境可对心境有些影响	4	
	持续不变的重度抑郁,悲痛或者失去勇气	6	
3. 内心紧张	平静,偶尔瞬间的紧张	0	
	偶有紧张不安及难以言明的不舒服感	2	
	持久的内心紧张,或呈间歇恐惧状态,要花费相当努力方能克服	4	
	持续恐惧或苦恼,极度惊恐	6	

项目	反　　映	评分	得分
4. 睡眠减少	睡眠如常	0	
	轻度入睡困难,或睡眠较浅,或时睡时醒	2	
	睡眠减少或睡眠中断≥2 小时	4	
	每日睡眠总时间＜2 小时	6	
5. 食欲减退	食欲正常或增加	0	
	轻度食欲减退	2	
	没有食欲,食而无味	4	
	不愿进食,需他人帮助	6	
6. 注意力集中困难	无	0	
	偶有思想集中困难	2	
	思想难以集中,以致干扰阅读或交谈	4	
	完全不能集中思想,无法阅读	6	
7. 懒散	活动发动并无困难,动作不慢	0	
	有始动困难	2	
	即使简单的日常活动也难以发动,须花很大努力	4	
	完全呈懒散状态,无人帮助什么也干不了	6	
8. 无能感	对周围的人和事的兴趣正常	0	
	对日常趣事的享受减退	2	
	对周围不感兴趣,对朋友和熟人缺乏感情	4	
	呈情感麻木状态,不能体验愤怒、悲痛和愉快,对亲友全无感情	6	
9. 悲观思想	无	0	
	时有时无的失败、自责和自卑感	2	

项目	反　　映	评分	得分
	持久的自责或肯定的但尚近情理的自罪,对前途悲观	4	
	自我毁灭、自我悔恨或自罪的妄想,荒谬绝伦、难以动摇的自我谴责	6	
10. 自杀观念	无	0	
	对生活厌倦,偶有转瞬即逝的自杀念头	2	
	感到不如死了的好,常有自杀念头,认为自杀是一种可能的自我解决方法,但尚无切实的自杀计划	4	
	已拟适合时机的自杀计划,并积极准备	6	

　　简介　Montgomery 和 Asberg 发明了一种比汉密尔顿抑郁量表简单但对患者变化敏感的量表,即 Montgomery-Asberg 抑郁量表(MADRS)。此量表可以反映抗抑郁治疗的效果,监测患者的病情变化。作者来自伦敦 Guy 医院和斯德哥尔摩 Karolinska 研究所。量表包括 10 个条目,具体内容如下。①观察到的抑郁:失去勇气,抑郁,比平常短暂的情绪低沉严重的绝望。②抑郁叙述:主观体验到的抑郁心境,不管是否表现为抑郁。包括情绪低沉,失去勇气,无助感。根据强度、持续时间、对情绪产生的影响程度评分。③内心紧张:讲不清楚的不舒服,急躁,内心混乱,精神紧张直至苦恼和恐怖。根据强度、频率、持续时间和需要安慰的程度评分。④睡眠减少:指与往常相比,主观体验的睡眠深度或持续时间减少。⑤食欲减退:指与以往健康时相比,食欲有所减退或丧失,食欲或摄食量减少。⑥注意集中困难:指难以集中思想,直至完全不能集中思想。根据强度、频率和程度评分。⑦懒散:指日常活动的发动困难或缓慢,始动困难。⑧感受不能:指主观上对周围

环境或原先感兴趣的活动缺乏兴趣,对周围事物或人们情感反应的能力减退。⑨悲观思想:指自责、自罪、自卑、悔恨和自我毁灭等想法。⑩自杀观念:指感到生命无价值,宁可死去,具有自杀的意念或准备。

结果分析 采用0~6分的7级计分法反映:0分(正常)~6分(严重抑郁)。问题评分标准:0、2、4和6分,介于2档分数之间分别评:1、3和5分。量表总分=所有10个问题分数之和。量表最低分0分,最高分60分;分数越高,表示抑郁的程度越高。

9. Hamilton 抑郁量表(Hamilton depression scale,HAMD)

指导语 最近1周情况,见附表9。

附表9 Hamilton 抑郁量表

项　　目	分　　值	分数
1. 抑郁情绪	0分,没有 1分,只在问到时才诉说 2分,在访谈中自发地表达 3分,不用言语也可以从表情、姿势、声音或欲哭中流露出这种情绪 4分,自发言语和非语言表达(表情、动作)几乎完全表现出这种情绪	
2. 有罪感	0分,没有 1分,责备自己,感到自己已连累他人 2分,认为自己犯了罪,或反复思考以往的过失和错误 3分,认为目前的疾病是对自己的惩罚,或有罪恶妄想 4分,罪恶妄想伴有指责或威胁性幻觉	
3. 自杀	0分,没有 1分,觉得活着没有意义	

项　　目	分　　值	分数
	2分,希望自己已经死去,或常想与死亡有关的事 3分,消极观念(自杀念头) 4分,有严重的自杀行为	
4. 入睡困难(初段失眠)	0分,没有 1分,主诉入睡困难,上床半小时后仍不能入睡(注意平时患者入睡的时间) 2分,主诉每晚均有入睡困难	
5. 睡眠不深(中段失眠)	0分,没有 1分,睡眠浅,噩梦多 2分,半夜(晚12点钟以前)曾醒来(不包括上厕所)	
6. 早醒(末段失眠)	0分,没有 1分,有早醒,比平时早醒1小时,但能重新入睡,应排除平时习惯 2分,早醒后无法重新入睡	
7. 工作和兴趣	0分,没有 1分,提问时才诉说 2分,自发地直接或间接表达对活动、工作或学习失去兴趣,如感到没精打采,犹豫不决,不能坚持或需强迫自己工作或劳动 3分,活动时间减少或成效下降,住院患者每日参加病房劳动或娱乐不满3小时 4分,因目前的疾病而停止工作,住院者不参加任何活动或者没有他人帮助便不能完成病室日常事务(注意不能凡住院就打4分)	
8. 阻滞(指思维和言语缓慢,注意力难以集中,主动性减退)	0分,没有 1分,精神检查中发现轻度阻滞 2分,精神检查中发现明显阻滞 3分,精神检查进行困难 4分,完全不能回答问题(木僵)	

项　　目	分　　值	分数
9. 激越	0分,没有 1分,检查时有些心神不定 2分,明显心神不定或小动作多 3分,不能静坐,检查中曾起立 4分,搓手,咬手指、头发、嘴唇	
10. 精神性焦虑	0分,没有 1分,问及时才诉说 2分,自发地表达 3分,表情和言谈流露出明显忧虑 4分,明显惊恐	
11. 躯体性焦虑(指焦虑的生理症状,包括口干、腹胀、腹泻、打呃、腹绞痛、心悸、头痛、过度换气和叹气,以及尿频和出汗)	0分,没有 1分,轻度 2分,中度,有肯定的上述症状 3分,重度,上述症状严重,影响生活或需要处理 4分,严重影响生活和活动	
12. 胃肠道症状	0分,没有 1分,食欲减退,但不需要他人鼓励便自行进食 2分,进食需要他人催促或请求,需要应用泻药或助消化药	
13. 全身症状	0分,没有 1分,四肢、背部或颈部沉重感,背痛,头痛,肌肉疼痛,全身乏力或疲倦 2分,症状明显	
14. 性症状(指性欲减退、月经紊乱等)	0分,没有 1分,轻度 2分,重度 3分,不能肯定,或该项对被评者不适合(不计入总分)	

项　　目	分　　值	分数
15. 疑病	0分,没有 1分,对身体过分关注 2分,反复考虑健康问题 3分,有疑病妄想 4分,伴幻觉的疑病妄想	
16. 体重减轻	(1) 按病史评定 0分,没有 1分,患者诉说可能有体重减轻 2分,体重减轻 (2) 按体重记录评定 0分,1周内体重减轻≤0.5 kg 1分,1周内体重减轻>0.5 kg 2分,1周内体重减轻>1 kg	
17. 自知力	0分,知道自己有病,表现为抑郁 1分,知道自己有病,但归咎伙食太差、环境问题、工作过忙、病毒感染或需要休息 2分,完全否认自己有病	
18. 日夜变化(如果症状在早晨或傍晚加重,先指出哪一种,然后按其变化程度评分)	0分,早晚情绪变化无区别 1分,早晨或傍晚情绪变化轻度加重 2分,早晨或傍晚情绪变化严重	
19. 人格解体或现实解体(指非真实感或虚无妄想)	0分,没有 1分,问及时才诉说 2分,自发诉说 3分,有虚无妄想 4分,伴幻觉的虚无妄想	
20. 偏执症状	0分,没有 1分,有猜疑 2分,有牵连观念 3分,有关系妄想或被害妄想 4分,伴有幻觉的关系妄想或被害妄想	

项　　目	分　　值	分数
21. 强迫症状(指强迫思维和强迫行为)	0分,没有 1分,问及时才诉说 2分,自行诉说	
22. 能力减退感	0分,没有 1分,仅于问及时才引出主观体验 2分,患者主动表示有能力减退感 3分,需鼓励、指导和安慰才能完成病室日常事务或个人卫生 4分,穿衣、梳洗、进食、铺床或个人卫生均需要他人协助	
23. 绝望感	0分,没有 1分,有时怀疑"情况是否会好转",但解释后能接受 2分,持续感到"没有希望",但解释后能接受 3分,对未来感到灰心、悲观和绝望,解释后不能排除 4分,主动反复诉说"我的病不会好了"或诸如此类的情况	
24. 自卑感	0分,没有 1分,仅在问及时诉说有自卑感,不如他人 2分,主动诉说有自卑感 3分,患者主动诉说自己一无是处或低人一等(与评2分者存在程度的差别) 4分,自卑感达妄想的程度,例如"我是废物"或类似情况	

简介　　汉密顿抑郁量表(HAMD)是由 Hamilton 于 1960 年编制,是临床上评定抑郁状态时应用最为普遍的量表。本量表有17项、21项和24项等3种版本。量表由经过培训的2名评定者对患者进行 HAMD 联合检查,一般采用交谈与观察的方式。检

查结束后,2 名评定者分别独立评分;在治疗前后进行评分,可以评价病情的严重程度及治疗效果。

结果分析　HAMD 大部分项目采用 0～4 分的 5 级评分法(0:无;1:轻度;2:中度;3:重度;4:很重),少数项目采用 0～2 分的 3 级评分法(0:无;1:可疑或轻微;2:有明显症状)。总分<8 分为正常;8～20 分可能有抑郁症;21～35 分确诊抑郁症;>35 分为严重抑郁症。

10. 抑郁症状快速评估量表——患者自评版(QIDS - SR16)

指导语　根据最近 7 天的情况,请为下面的条目选择一个适合你的答案(附表 10)。

附表 10　抑郁症状快速评估量表

1. 入睡	我入睡从来不需要 30 分钟	
	我至少需要 30 分钟才能入睡,这种时候不到一半	
	我至少需要 30 分钟才能入睡,这种时候超过一半	
	我至少需要 60 分钟才能入睡,这种时候超过一半	
2. 夜间睡眠	我夜间几乎不会醒来	
	我有点坐立不安,浅睡眠时偶尔会醒来	
	我晚上有时会醒来 1 次,但能够很快入睡	
	我几乎每个晚上都会醒来,要 20 分钟或更长时间才能入睡,至少一半的日子都是如此	

3. 醒来太早	大部分时候,我醒来的时间不会早于通常起床时间 30 分钟	
	大约一半的时候,我通常会在起床时间 30 分钟之前醒来	
	我通常会在起床时间 1 小时前醒来,但最后能再次入睡	
	我通常在起床时间 1 小时前醒来,再也不能入睡	
4. 睡眠过多	我每晚睡眠不长于 7～8 小时,白天不会打盹	
	我每日的睡眠不长于 10 小时,包括打盹	
	我每日的睡眠不长于 12 小时,包括打盹	
	我每日的睡眠长于 12 小时,包括打盹	
5. 感到悲伤	我不感到悲伤	
	我不到一半的时候感到悲伤	
	我多于一半的时候感到悲伤	
	我总感到悲伤	
6. 食欲减退	我的食欲没有减少	
	我吃得比平时少了,有时候很少	
	我即使努力吃,进食量也明显比平常少	
	我在一天内几乎可以不吃,只有特别努力或有人劝说时才会吃一点	
7. 食欲增加	我的食欲没有增加	
	我比通常吃得更多、更频繁	
	我的食欲比平常明显好,几乎总是吃得更多	
	无论是就餐时或者两餐之间,我忍不住要吃很多	

8. 体重减轻 （最近 2 周内）	我的体重没有减轻	
	我的体重好像减轻了	
	我大概减少了 1 kg 或者更多	
	我大概减少了 2.5 kg 或更多	
9. 体重增加 （最近 2 周）	我的体重没有增加	
	我的体重有些增加	
	我增加了 1 kg 或者更多	
	我增加了 2.5 kg 或者更多	
10. 集中注意力和做决定	我集中注意力和做决定的能力和平常一样	
	我有时感到难以做决定,注意力偶尔不集中	
	很多时候我都感到难以集中注意力,也难以做决定	
	我几乎不能阅读,做很小的决定都很难	
11. 对自己的看法	我觉得自己的想法和其他人一样是有价值的,值得尊重的	
	我比平常更容易责备自己	
	我几乎总觉得自己是麻烦制造者	
	我几乎总是想到自己大大小小的缺点	
12. 想到死亡或自杀	我没有想到死亡或自杀	
	我觉得生命变空了,有时怀疑是否值得活着	
	我几乎每周都会有数分钟想到死亡或自杀	
	我一天中好几次会想到死亡或自杀,或已决定自杀	

13. 一般兴趣	我对他人和活动的兴趣没有什么变化	
	我注意到自己对他人和活动的兴趣减少了	
	我发现自己只对以前的 1～2 项活动感兴趣了	
	我对以前喜欢的活动几乎没有任何兴趣	
14. 精力水平	我比平时更容易疲劳	
	我发现自己只对以前的 1～2 项活动感兴趣了	
	我的精力通常没有什么变化	
	我难以完成大多数日常活动,因为我没有这个精力	
15. 感到迟缓	我的思考、说话和行动与往常一样	
	我觉得自己的思维变慢了,声音听起来也单调和沉闷	
	我对许多提问都需要思考好几秒才能回答,觉得自己的思维变慢了	
	我如果不是特别努力,对很多问题都反应不过来	
16. 坐立不安	我没有坐立不安	
	我经常烦躁不安,搓手,或者在椅子上移动	
	我烦躁不安,总想四处走动	
	我不能坐着,总要走来走去	

　　评分标准　　每条项目以 0～3 分进行 4 级评定,取 1～4 项目的最高分,6～9 项目的最高分,15～16 项目的最高分和其他项目的分数相加,总分为 27 分。分数越高,抑郁症状越重。

11. MINI 自杀风险评估表

指导语 在最近 1 个月内,您是否有下列表现(请在"是"或"否"中打√)(附表 11)。

附表 11　MINI 自杀风险评估表

序号	项　目	是	否
1	您是否觉得死了会更好或者希望自己已经死了		
2	您是否想要伤害自己		
3	您是否想到自杀		
4	您是否有自杀计划		
5	您是否有过自杀未遂的情况		
6	在您一生中曾经有过自杀未遂的情况吗		

评分标准 第一项若为"是"计 1 分,第二项若为"是"计 2 分,第三项若为"是"计 6 分,第四项若为"是"计 10 分,第五项若为"是"计 10 分,第六项若为"是"计 4 分。若为"否"均计 0 分。用 MINI 自杀风险评估表进行风险分级,0 分为无风险,1～5 分为低风险,6～9 分为中等风险,≥10 分为高风险。

12. 耶鲁-布朗强迫症状量表(Yale-Brown obsessive-compulsive scale, Y - BOCS)

指导语 1～5 题是强迫思维,6～10 题是强迫行为,请依照主要的强迫症状作答,并在题目上圈选适当的数目。

主诉的强迫思维:＿＿＿＿＿＿＿＿＿＿＿＿＿＿＿＿＿＿＿＿

(1)您每日花多少时间在强迫思维上,每日强迫思维出现的频率有多高?

0,完全无强迫思维(回答此项,则第 2、3、4、5 题也会选 0;所以请直接作答第 6 题)。

　　1,轻微(<1 小时),或偶尔有(≤8 次)。

　　2,中度(1~3 小时),或常常有(>8 次,但日常大部分时间没有强迫思维)。

　　3,重度(3~8 小时),或频率非常高(>8 次,且日常大部分时间有强迫思维)。

　　4,极重(>8 小时),或几乎无时无刻都有(次数多到无法计算,且 1 小时内很少没有多种强迫思维)。

　　(2)您的强迫思维对社交、学业成就或工作能力有多大妨碍(假如目前没有工作,则强迫思维对日常活动的妨碍有多大。回答此题时,请想是否有什么事情因为强迫思维而不去做或较少做)?

　　0,不受妨碍。

　　1,轻微。稍微妨碍社交或工作活动,但整体表现并无大碍。

　　2,中度。确实妨碍社交或工作活动,但仍可应付。

　　3,重度。导致社交或工作表现的障碍。

　　4,极度。无能力应付社交或工作。

　　(3)您的强迫思维给您带来多大的苦恼或困扰?

　　0,没有。

　　1,轻微。不会太烦人。

　　2,中度。觉得很烦,但尚可应付。

　　3,重度。非常烦人。

　　4,极重。几乎一直持续且令人沮丧。

　　(4)您有多少努力对抗强迫思维,您是否尝试转移注意力或不去想它(重点不在于是否成功转移,而在于您有多努力对抗或尝试频率有多高)?

　　0,一直不断地努力与之对抗(或症状很轻微,不需要积极地对抗)。

1,大部分时间都试图与之对抗(超过一半的时间都试图与之对抗)。

2,用些许努力去对抗。

3,屈服于所有的强迫思维,未试图控制,但仍有些不甘心。

4,完全愿意屈服于强迫思维。

(5) 您控制强迫思维的能力有多大,停止或转移强迫思维的效果如何(不包括通过强迫行为来停止强迫思维)?

0,完全控制。我可以完全控制强迫思维。

1,大多能控制。只要花些力气与注意力,即能停止或转移强迫思维。

2,中等程度控制。"有时"能停止或转移强迫思维。

3,控制力弱。很少能成功地停止或消除强迫思维,只能转移。

4,无法控制。完全不能自控,连转移一下强迫思维的能力都没有。

主诉的强迫行为:_____

(6) 您每日花多少时间在强迫行为上,每日做出强迫行为的频率有多高?

0,完全无强迫行为(回答此项,则第 7、8、9、10 题也会选 0)。

1,轻微(<1 小时),或偶尔有(≤8 次)。

2,中度(1~3 小时),或常常有(>8 次,但日常大部分时间没有强迫行为)。

3,重度(3~8 小时),或频率非常高(>8 次,且日常大部分时间有强迫行为)。

4,极重(>8 小时),或几乎无时无刻都有(次数多到无法计算,且 1 小时内很少没有多种强迫思维)。

(7) 您的强迫行为对社交、学业或工作活动有多大妨碍? 假如目前没有工作,则强迫行为对日常活动的妨碍有多大?

0,不受妨碍。

1,轻微。稍微妨碍社交或工作活动,但整体表现并无大碍。

2,中度。确实妨碍社交或工作活动,但仍可应付。

3,重度。导致社交或工作活动障碍。

4,极度。无能力应付社交或工作活动。

(8)假如被制止从事强迫行为时,您有什么感觉? 您会多焦虑吗?

0,没有焦虑。

1,轻微。假如强迫行为被阻止,只有稍微的焦虑。

2,中度。假如强迫行为被阻止,有中等程度的焦虑,但可以应付。

3,重度。假如强迫行为被阻止,会明显且增加焦虑困扰。

4,极度。假如有任何需要改变强迫行为的处置时,会导致极度的焦虑。

(9)您有多努力去对抗强迫行为,或尝试停止强迫行为的频率(仅评估您有多努力对抗强迫行为或尝试频率有多高,而不在于评估您停止强迫行为的效果有多好)?

0,一直不断地努力与之对抗(或症状很轻微,不需要积极地对抗)。

1,大部分时间都试图与之对抗(超过一半的时间都试图与之对抗)。

2,用些许努力去对抗。

3,屈服于所有的强迫行为,未试图控制,但有些不甘心。

4,完全愿意屈服于强迫行为。

(10)您控制强迫行为的能力如何,您停止强迫(仪式)行为的效果如何(假如您很少去对抗,那就回想那些少数对抗的情境,以便回答此题)?

0,完全控制。我可以完全控制强迫行为。

1,大多能控制。只要花些力气与注意力,即能停止强迫行为。

2,中等程度控制。"有时"控制强迫行为有些困难。

3,控制力弱。只能忍耐耽搁一下,但最终还是必须完成强迫行为。

4,完全无法控制。连耽搁一下的能力都没有。

简介　　耶鲁－布朗强迫症状量表(Y－BOCS)是美国GOODMAN 等根据 DSM－Ⅲ－R 诊断标准制定的专门测定强迫症状严重程度的量表,是临床上使用的评定强迫症的主要量表之一。本评定量表可用于半定式晤谈。晤谈者应按照量表所列顺序评定各条目并用量表所提供的问题询问,但晤谈者为了达到澄清细节的目的可以自由询问补充问题。在晤谈期间,无论何时若患者主动提供病情,晤谈者对该项病情都宜予以考虑。评定应主要以晤谈期间患者的叙述与晤谈者所获得观察结果为基础。若您断定患者提供的情况基本不准确,那么患者的可靠性就值得怀疑,应在晤谈结束时作出相应注释。

评分标准　　量表包括 10 个条目:强迫思维 5 项和强迫行为 5 项。严重程度通过症状的痛苦感、频率、冲突、自我抵抗等方面来评估。每个条目都是 0～4 分,所有的条目得分总和,范围为 0～40 分。

结果分析　　①轻度严重:6～15 分(判断单纯的强迫思维或强迫行为,只要 6～9 分)。处于轻度严重的强迫症患者,其症状已经对生活、学习或工作造成一定的影响,患者的症状随着环境和情绪的变化不断波动,如果不能尽早地解决,很容易朝着严重的程度发展、泛化,此时是最理想的治疗时期,建议尽早治疗。②中度严重:16～25 分(单纯的强迫思维或强迫行为,只要 10～14 分)。处于中等严重的强迫症患者,某症状的频率或严重程度已经对生活、学习或工作造成明显的障碍,患者可能无法有效执行其原有的角色功能,甚至在没有出现有效的改善前,导致抑郁症状,甚至出现自杀念头,必须接受心理治疗或者药物治疗。③重度严重:>25分(单纯的强迫思维或强迫行为,只要15分以上)。患者的强迫症状已经非常严重,完全无法执行原有的角色功能,甚至连衣食住行等基本生活都无法自理。通常患者已经无法出门,将自己禁锢家中,无时无刻不在强迫思考,无时无刻都在执行强迫行为。重度严重的强迫症患者极易出现抑郁症状,通常需要强制治疗。

13. 焦虑症筛查量表(generalized anxiety disorder,GAD7)

指导语 在过去的2周里,您生活中有多少时候受到以下问题困扰(在您的选择下打"√")(附表12)。

附表12 焦虑症筛查量表

项　　目	没有	有几天	一半以上时间	几乎天天
1. 感到不安、担心及烦躁	0	1	2	3
2. 不能停止或无法控制担心	0	1	2	3
3. 对各种各样的事情担忧过多	0	1	2	3
4. 很紧张,很难放松下来	0	1	2	3
5. 非常焦躁,以致无法静坐	0	1	2	3
6. 容易烦恼或易被激怒	0	1	2	3
7. 感觉有什么可怕的事会发生	0	1	2	3

结果分析 各项得分总和。总分分类:0~4分,没有焦虑症(注意自我保重);5~9分,可能有轻微焦虑症(建议咨询心理医生或心理医学工作者);10~13分,可能有中度焦虑症(最好咨询心

理医生或心理医学工作者）；14～18 分，可能有中重度焦虑症（建议咨询心理医生或精神科医生）；19～21 分，可能有重度焦虑症（一定要咨询心理医生或精神科医生）。

14. 汉密尔顿焦虑量表（Hamilton anxiety scale，HAMA）

指导语　　应由经过训练的 2 名评定员对被评定者进行汉密尔顿焦虑量表联合检查。一般采用交谈与观察方式，待检查结束后，2 名评定员分别独立评分。如果需要比较治疗前后症状和病情的变化，则于入组时评定当时或入组前 1 周的情况，治疗后 2～6 周再次评定比较。评定分 5 个等级：0 分，无症状；1 分，轻度；2 分，中度；3 分，重度；4 分，极重（附表 13）。

附表 13　汉密尔顿焦虑量表

项目	症 状 表 现	得分
1. 焦虑心境	担心，担忧，感到有最坏的事将要发生，容易激惹	
2. 紧张	紧张感，易疲劳，不能放松，情绪反应（易哭，颤抖，感到不安）	
3. 害怕	害怕黑暗、陌生人、一人独处、动物、乘车或旅行及人多的场合	
4. 失眠	难以入睡、易醒、睡得不深、多梦、夜惊、醒后感疲倦	
5. 认知功能	又称记忆、注意障碍，注意力不能集中，记忆力差	
6. 抑郁心境	丧失兴趣，对以往爱好缺乏快感，抑郁，早醒，昼重夜轻	
7. 躯体性焦虑（肌肉系统）	肌肉酸痛，活动不灵活，肌肉抽动，肢体抽动，牙齿打战，声音发抖	
8. 躯体性焦虑（感觉系统）	视物模糊，发冷发热，软弱无力感，浑身刺痛	

项目	症　状　表　现	得分
9. 心血管系统症状	心动过速,心悸,胸痛,血管跳动感,昏倒感,期前收缩	
10. 呼吸系统症状	胸闷,窒息感,叹息,呼吸困难	
11. 消化系统症状	吞咽困难,嗳气,消化不良(进食后腹痛、腹胀、恶心、胃部饱胀感),肠动感,肠鸣,腹泻,体重减轻,便秘	
12. 生殖、泌尿系统	尿频,尿急,停经,性冷淡,早泄,阳痿	
13. 自主神经系统症状	口干,皮肤潮红、苍白,易出汗,起鸡皮疙瘩,毛发竖起,紧张性头痛	
14. 会谈时行为表现	一般表现:紧张,不能松弛,忐忑不安,咬手指,紧紧握拳,摸弄手帕,面肌抽动不宁,顿足,手发抖,皱眉,表情僵硬、肌张力高,叹气样呼吸,面色苍白 生理表现:吞咽,打呃,安静时心率快、呼吸快(≥20次/分),腱反射亢进,震颤,瞳孔放大,眼睑跳动,眼球突出,易出汗	

简介　汉密顿焦虑量表(HAMA)由 Hamilton 于 1959 年编制,是精神科临床常用的量表之一。本量表包括 14 个项目。由量表协作组(蔺国宪、朱昌明等)于 1986 年进行分析评定修订中国常模,是由医生对患者进行评价,也是国内目前使用十分广泛的量表。HAMA 所有项目采用 5 级评分法。各级的标准为:①无症状;②轻;③中等;④重;⑤极重。

结果分析

(1)总分:能较好地反映病情严重程度。①总分≥29 分,可能为严重焦虑;②≥21 分,肯定有明显焦虑;③≥14 分,肯定有焦虑;④≥7 分可能有焦虑;⑤<6 分,没有焦虑。

（2）因子分析：HAMA 分躯体性和精神性两大类。①躯体性焦虑(somatic anxiety)：由肌肉系统、感觉系统、心血管系统、呼吸系统、消化系统、生殖泌尿系统和自主神经系统症状共 7 项组成。②精神性焦虑(psychic anxiety)：由焦虑心境、紧张、害怕、失眠、认知功能、抑郁心境以及会谈时行为表现共 7 项组成。

15. 症状自评量表(the self-report symptom inventory，symptom checklist 90，SCL-90)

指导语　附表 14 列出了有些人可能有的症状或问题，请仔细阅读每一条，然后根据该句话与您自己的实际情况相符合的程度（最近 1 周或现在），选择一个适当的数字填写在后面的答案框中。

附表 14　症状自评量表

项　　目	无	很轻	中等	偏重	严重
1. 头痛	0	1	2	3	4
2. 神经过敏，心中不踏实	0	1	2	3	4
3. 头脑中有不必要的想法或字句盘旋	0	1	2	3	4
4. 头晕或昏倒	0	1	2	3	4
5. 对异性的兴趣减退	0	1	2	3	4
6. 对旁人责备求全	0	1	2	3	4
7. 感到别人能控制您的思想	0	1	2	3	4
8. 责怪别人制造麻烦	0	1	2	3	4
9. 忘记性大	0	1	2	3	4
10. 担心自己衣饰的整齐及仪态的端正	0	1	2	3	4
11. 容易烦恼和激动	0	1	2	3	4

项　目	无	很轻	中等	偏重	严重
12. 胸痛	0	1	2	3	4
13. 害怕空旷的场所或街道	0	1	2	3	4
14. 感到自己的精力下降、活动减慢	0	1	2	3	4
15. 想结束自己的生命	0	1	2	3	4
16. 听到旁人听不到的声音	0	1	2	3	4
17. 发抖	0	1	2	3	4
18. 感到大多数人都不可信任	0	1	2	3	4
19. 胃口不好	0	1	2	3	4
20. 容易哭泣	0	1	2	3	4
21. 同异性相处时感到害羞、不自在	0	1	2	3	4
22. 感到受骗、中了圈套或有人想抓您	0	1	2	3	4
23. 无缘无故地突然感到害怕	0	1	2	3	4
24. 自己不能控制地大发脾气	0	1	2	3	4
25. 害怕单独出门	0	1	2	3	4
26. 经常责怪自己	0	1	2	3	4
27. 腰痛	0	1	2	3	4
28. 感到难以完成任务	0	1	2	3	4
29. 感到孤独	0	1	2	3	4
30. 感到苦闷	0	1	2	3	4
31. 过分担忧	0	1	2	3	4

项　　目	无	很轻	中等	偏重	严重
32. 对事物不感兴趣	0	1	2	3	4
33. 感到害怕	0	1	2	3	4
34. 我的感情容易受到伤害	0	1	2	3	4
35. 旁人能知道您的私下想法	0	1	2	3	4
36. 感到别人不理解您、不同情您	0	1	2	3	4
37. 感到人们对您不友好、不喜欢您	0	1	2	3	4
38. 做事必须做得很慢以保证做得正确	0	1	2	3	4
39. 心跳得很厉害	0	1	2	3	4
40. 恶心或胃部不舒服	0	1	2	3	4
41. 感到比不上他人	0	1	2	3	4
42. 肌肉酸痛	0	1	2	3	4
43. 感到有人在监视您、谈论您	0	1	2	3	4
44. 难以入睡	0	1	2	3	4
45. 做事必须反复检查	0	1	2	3	4
46. 难以作出决定	0	1	2	3	4
47. 怕乘电车、公共汽车、地铁或火车	0	1	2	3	4
48. 呼吸有困难	0	1	2	3	4
49. 感到一阵阵发冷或发热	0	1	2	3	4
50. 因为感到害怕而避开某些东西、场合或活动	0	1	2	3	4
51. 脑子变空了	0	1	2	3	4

项　目	无	很轻	中等	偏重	严重
52. 身体发麻或刺痛	0	1	2	3	4
53. 喉咙有梗堵感	0	1	2	3	4
54. 感到对前途没有希望	0	1	2	3	4
55. 不能集中注意力	0	1	2	3	4
56. 感到身体的某一部位较弱无力	0	1	2	3	4
57. 感到紧张或容易紧张	0	1	2	3	4
58. 感到手或脚发沉	0	1	2	3	4
59. 想到有关死亡的事	0	1	2	3	4
60. 吃得太多	0	1	2	3	4
61. 当别人看着您或谈论您时感到不自在	0	1	2	3	4
62. 有一些不属于您自己的想法	0	1	2	3	4
63. 有想打人或伤害他人的冲动	0	1	2	3	4
64. 醒得太早	0	1	2	3	4
65. 必须反复洗手、点数目或触摸某些东西	0	1	2	3	4
66. 睡得不安稳、不深沉	0	1	2	3	4
67. 有想摔坏或破坏东西的冲动	0	1	2	3	4
68. 有一些别人没有的想法或念头	0	1	2	3	4
69. 感到对别人神经过敏	0	1	2	3	4
70. 在商店或电影院等人多的地方感到不自在	0	1	2	3	4
71. 感到任何事情都很难做	0	1	2	3	4

项　　目	无	很轻	中等	偏重	严重
72. 一阵阵恐惧或惊恐	0	1	2	3	4
73. 感到在公共场合吃东西很不舒服	0	1	2	3	4
74. 经常与人争论	0	1	2	3	4
75. 单独一人时神经很紧张	0	1	2	3	4
76. 别人对您的成绩没有作出恰当的评价	0	1	2	3	4
77. 即使和别人在一起也感到孤单	0	1	2	3	4
78. 感到坐立不安、心神不宁	0	1	2	3	4
79. 感到自己没有什么价值	0	1	2	3	4
80. 感到熟悉的东西变得陌生或不像是真的	0	1	2	3	4
81. 大叫或摔东西	0	1	2	3	4
82. 害怕会在公共场合昏倒	0	1	2	3	4
83. 感到别人想占您的便宜	0	1	2	3	4
84. 为一些有关"性"的想法而苦恼	0	1	2	3	4
85. 认为应该为自己的过错而受到惩罚	0	1	2	3	4
86. 感到要赶快把事情做完	0	1	2	3	4
87. 感到自己的身体有严重问题	0	1	2	3	4
88. 从未感到和其他人很亲近	0	1	2	3	4
89. 感到自己有罪	0	1	2	3	4
90. 感到自己的脑子有毛病	0	1	2	3	4

　　简介　症状自评量表(SCL-90)，又称 90 项症状清单。该量表共有 90 个项目，包括较广泛的精神病症状学内容，如感觉、情感、思维、意识、行为直至生活习惯、人际关系、饮食睡眠等均有，并

采用 10 个因子分别反映 10 个方面的心理症状情况。

评分标准

（1）总分：①总分，是 90 个项目所得分之和。②总症状指数，又称总均分，是将总分除以 90（＝总分÷90）。③阳性项目数，是指评为 1～4 分的项目数，阳性症状痛苦水平是指总分除以阳性项目数（＝总分÷阳性项目数）。④阳性症状均分，是指总分减去阴性项目（评为 0 的项目）总分，再除以阳性项目数。

（2）因子分：SCL－90 包括 9 个因子，每一个因子反映患者的某方面症状情况，通过因子分可了解症状分布特点。

因子分＝组成某一因子的各项目总分 / 组成某一因子的项目数

9 个因子含义及所包含项目如下。①躯体化：包括第 1、4、12、27、40、42、48、49、52、53、56、58 条共 12 项。主要反映身体不适感，包括心血管、消化、呼吸和其他系统的主诉不适，头痛、背痛、肌肉酸痛，以及焦虑的其他躯体表现。②强迫症状：包括第 3、9、10、28、38、45、46、51、55、65 条共 10 项。主要指那些明知没有必要，但又无法摆脱的无意义的思想、冲动和行为，还有一些比较一般的认知障碍的行为征象也在本因子中有所反映。③人际关系敏感：包括第 6、21、34、36、37、41、61、69、73 条共 9 项。主要指某些个人的不自在与自卑感，在与其他人相比较时更加突出。在人际交往中的自卑感、心神不安、明显不自在，以及人际交流中的自我意识、消极的期待等也是这方面的症状。④抑郁：包括第 5、14、15、20、22、26、29、30、31、32、54、71、79 条共 13 项。苦闷的情感与心境为代表性症状，以生活兴趣的减退、动力缺乏、活力丧失等为特征，并存在失望、悲观、与抑郁相联系的认知和躯体方面的感受。另外，还包括有关死亡的念想和自杀观念。⑤焦虑：包括第 2、17、23、33、39、57、72、78、80、86 条共 10

项。一般指那些烦躁、坐立不安、神经过敏、紧张，以及由此产生的躯体症状，如震颤等。测定游离不定的焦虑及惊恐发作是本因子的主要内容，还包括一项解体感受的项目。⑥敌对：包括第 11、24、63、67、74、81 条共 6 项。主要从思想、感情及行为 3 个方面来反映敌对的表现，包括厌烦的感觉、摔物、争论以及不可控制的脾气暴发等各方面。⑦恐怖：包括第 13、25、47、50、70、75、82 条共 7 项。恐惧的内容包括出门旅行，空旷场地，人群或公共场所和交通工具。此外，还包括一些反映社交恐怖的项目。⑧偏执：包括第 8、18、43、68、76、83 条共 6 项。本因子围绕偏执思维的基本特征制订：主要指投射性思维，敌对，猜疑，关系观念，妄想，被动体验和夸大等。⑨精神病性：包括第 7、16、35、62、77、84、85、87、88、90 条共 10 项。反映各式各样的急性症状和行为，限定不严的精神病性过程的特征，也可以反映精神病性行为的继发征兆和分裂性生活方式的特征。

此外，第 19、44、59、60、64、66、89 条共 7 个项目未归入任何因子，反映睡眠及饮食情况，分析时将这 7 个项目作为附加项目或其他，即作为第 10 个因子来处理，以便使各因子分之和等于总分。

各因子的因子分计算方法：各因子所有项目的分数之和除以该因子项目数。例如，强迫症状因子各项目的分数之和假设为 30 分，共有 10 个项目，所以因子分为 3 分。在 1～5 分的评分制中，粗略简单的判断方法是看因子分是否超过 3 分，若超过 3 分，即表明该因子的症状已达到中等以上严重程度。可参考正常成人 SCL－90 的因子分常模，如果因子分超过常模即为异常。

16. 焦虑自评量表(self-rating anxiety scale，SAS)

焦虑自评量表(SAS)见附表 15。表中有 20 项文字(括号中为症状名称)，请仔细阅读每一条，把意思弄明白，每一条文字后有 4

级评分,分别表示:没有或偶尔;有时;经常;总是如此。然后,根据您最近 1 周的实际情况,在分数栏 1～4 分适当的分数下划"√"。

附表 15　焦虑自评量表

症状表现	得分			
1. 我觉得比平时容易紧张和着急(焦虑)	1	2	3	4
2. 我无缘无故地感到害怕(害怕)	1	2	3	4
3. 我容易心里烦乱或觉得惊恐(惊恐)	1	2	3	4
4. 我觉得我可能要发疯(发疯感)	1	2	3	4
5. 我觉得一切都很好,也不会发生什么不幸(不幸预感)	4	3	2	1
6. 我手脚发抖、打战(手足颤抖)	1	2	3	4
7. 我因为头痛、颈痛和背痛而苦恼(躯体疼痛)	1	2	3	4
8. 我感觉容易衰弱和疲乏(乏力)	1	2	3	4
9. 我觉得心平气和,并且容易安静坐着(静坐不能)	4	3	2	1
10. 我觉得心跳加快(心悸)	1	2	3	4
11. 我因为一阵阵头晕而苦恼(头昏)	1	2	3	4
12. 我有晕倒发作,或觉得要晕倒似的(晕厥感)	1	2	3	4
13. 我呼气、吸气都感到很容易(呼吸困难)	4	3	2	1
14. 我手脚麻木和刺痛(手足刺痛)	1	2	3	4
15. 我因胃痛和消化不良而苦恼(胃痛或消化不良)	1	2	3	4
16. 我常常要小便(尿意频数)	1	2	3	4
17. 我的手常常是干燥、温暖的(多汗)	4	3	2	1
18. 我脸红、发热(面部潮红)	1	2	3	4
19. 我容易入睡并且一夜睡得很好(睡眠障碍)	4	3	2	1
20. 我做噩梦(噩梦)	1	2	3	4

简介　自评焦虑量表(SAS),由 William W. K. Zung 编制,是一种分析患者主观症状的相对简便的临床工具。适用于具有焦虑症状的成年人,具有广泛的应用性。国外研究认为,SAS 能够较好地反映有焦虑倾向的精神病求助者的主观感受。SAS 是近年来咨询门诊中了解焦虑症状的主要自评工具之一。

结果分析　根据所填的答案,算出总分,再乘以 1.25,得出你的分数,SAS 的 20 道题中第 5、9、13、17、19 条 5 项计分,必须是反向计算的。如果≤50 分,且分值越低离焦虑越远;如果>50 分,且分值越高焦虑倾向越明显,需要注意了。

附录 3 ◆ 药物介绍

1. 伏硫西汀

伏硫西汀是一种 SSRI,该药同时也是 $5-HT_{1A}$ 受体激动剂、$5-HT_{1B}$ 受体部分激动剂,$5-HT_{1D}$ 受体、$5-HT_3$ 受体、$5-HT_7$ 受体拮抗剂。目前,伏硫西汀确切的抗抑郁作用机制尚不完全清楚。伏硫西汀于 2013 年 9 月获美国 FDA 批准上市,用于 MDD 成人患者的治疗。目前,该药已获全球 70 多个国家批准,包括中国。伏硫西汀口服给药后,在 7~11 小时内血浆浓度达到峰值,绝对生物利用度为 75%,未观察到食物对药代动力学的影响;约 2 周内达到稳态血浆浓度;在肝脏内广泛代谢,平均半衰期和口服清除率分别为 66 小时和 33 L/h;大约 2/3 的无活性本品代谢物通过尿液排出,大约 1/3 通过粪便排出。

禁忌证　对本品的活性成分或任一辅料过敏的患者禁用。禁止与不可逆性非选择性单胺氧化酶抑制剂(MAOIs)、选择性单胺氧化酶 A 型(MAO - A)抑制剂联用。

不良反应 本品最常见的不良反应是恶心。不良反应通常为轻或中度,出现在开始治疗的前 2 周。这些不良反应通常是一过性反应,一般不会导致停药。胃肠道不良反应(如恶心)在女性中更常见。临床研究中采用亚利桑那性体验量表(ASEX)对性功能障碍进行评估。应用本品 5~15 mg 时与安慰剂之间没有差异。然而,应用本品 20 mg 时,出现性功能障碍(TESD)者增多。

药物相互作用 本品在肝脏内广泛代谢,主要是由细胞色素 CYP 2D6 介导。CYP 3A4/5 和 CYP 2C9 也参与其代谢,但影响较小。与具有 5 -羟色胺能效应的抗抑郁药和含有圣约翰草(贯叶连翘)的草药联用可能导致包括 5 -羟色胺综合征在内的不良反应发生率增加;在健康受试者中单次联用酒精(0.6 g/kg)和本品 20 mg 或 40 mg 后,未观察到对本品或酒精的药代动力学有显著影响,相对于安慰剂组,亦未观察到显著的认知功能损害。然而,抗抑郁药治疗期间不建议饮酒;在健康受试者中多次联用本品与固定剂量华法林后,相对于安慰剂组,未观察到对国际标准化(凝血酶原时间)比值(INR)、凝血酶原或血浆 R/S 华法林值有显著影响。此外,在健康受试者中,如多次给药后每日加用阿司匹林 150 mg,相对于安慰剂组,未观察到对血小板凝集,或者对阿司匹林的药代动力学产生显著抑制作用。然而,本品与 5 -羟色胺类药物与口服抗凝剂或抗血小板药联用存在药效学相互作用,可致出血风险增高,因此联用时应谨慎。

2. 氟伏沙明

氟伏沙明是一种结构独特的 SSRI,在美国被批准用于治疗强迫症,在其他国家用于治疗抑郁障碍。这也是 SSRI 中最早治疗焦虑障碍的药物。其有效率和社会心理方面损害的恢复明显高于安慰剂组。我国批准的适应证是抑郁症和强迫症。氟伏沙明马来酸盐的生物利用度为 53%，口服后吸收明显，不受食物影响。给药后 3～8 小时达到血浆峰浓度。体外研究表明，氟伏沙明血浆浓度范围为 20～2 000 ng/ml 时，血清蛋白（主要是白蛋白）结合率约为 80%。氟伏沙明主要在肝脏内经氧化性去甲基作用和脱氨基作用代谢，在体内的代谢不是线性药代动力学过程。年轻的健康志愿者服用氟伏沙明 100 mg/d 和 50 mg/d 的稳态时平均血浆半衰期分别为 15.6 小时和 13.6 小时。多次给药后，半衰期增至 17～22 小时。一般约需要 7 天达到稳态水平。老年患者服用氟伏沙明，半衰期延长。

禁忌证 对氟伏沙明及其代谢产物或任一辅料过敏者禁用。禁忌与非选择性、不可逆单胺氧化酶抑制剂合用。

不良反应 常见恶心、嗜睡、头痛、失眠、口干、无力、紧张、头晕和便秘。

药物相互作用 在细胞色素 P450 酶系统中，氟伏沙明是 CYP 1A2、CYP 2C9 和 CYP 3A4 同工酶的抑制药，合并使用氟伏沙明和经 CYP 1A2、CYP 2C9 和 CYP 3A4 同工酶代谢的药物，会使这些药物浓度升高。不建议将氟伏沙明与特非那定、阿司咪唑或西沙必利合用。所有这 3 种药物在口服时均为无活性的前体药物，须经过 CYP3A4 的作用产生活性代谢产物。代谢抑制导致前体药物蓄积，可能引起心脏传导延迟，甚至致命的尖端扭转失常。国内有 5 项研究观察氟伏沙明与其他药物之间的相互作用，发现氟伏沙明和奥氮平合用后，氟伏沙明能明显抑制奥氮平在体内的代谢。另一项研究观察了氟伏沙明对健康志愿者体内氯米帕明去甲基代谢的影响，结果显示氟伏沙明使口服单剂量氯米帕明的体内消除过程发生显著改变，明显抑制氯米帕明的去甲基代谢。停用 MAOIs 14 天内，禁止使用氟伏沙明。停用氟伏沙明治疗 2

周后再开始使用 MAOIs。与其他 SSRI 一样，氟伏沙明与舒马曲坦或 L -色氨酸等 SSRI 合用时，应该谨慎。

3. 氟西汀

氟西汀是第 1 个上市的选择性 SSRI，在肝脏中进行去甲基化，形成唯一具有生物活性的去甲氟西汀。氟西汀口服后吸收良好，不受进食影响。生物利用度高，口服 40 mg 后，在 6～8 小时内达到血浆峰浓度。血浆蛋白（白蛋白和 α 酸性糖蛋白）结合率约为 95%。氟西汀及其生物活性代谢产物去甲氟西汀的分布容积为 20～45 N，血浆清除率分别是 20 L/h 和 9 L/h。氟西汀在体内分布广泛，可以在乳汁中分泌。氟西汀在肝脏中进行去甲基化，形成唯一具有生物活性的去甲氟西汀，以及其他尚未确定的少量代谢产物。短期用药后，氟西汀的半衰期为 1～3 天；长期用药半衰期为 4～16 天，与用药时间长短无关。氟西汀和去甲氟西汀的半衰期长，因此在停用该药后，仍可在一段时间内出现药代动力学性药物相互作用。

禁忌证　对氟西汀及其代谢产物或任一辅料过敏者禁用，禁忌与非选择性、不可逆 MAOIs 合用。

不良反应　偶有过敏反应的报道，少数人偶尔会产生出血和瘀斑。SSRI 能够抑制血小板聚集，可能引起这种不良反应。最常见的胃肠道不良反应包括恶心、腹泻、口干、厌食和消化不良。大多数患者出现的这种反应通常与剂量有关，且随着治疗时间延长而减轻。开始治疗时氟西汀与食物同服，或者在敏感患者中使用较低的起始剂量，常可降低其发生率。

药物相互作用　有报道，氟西汀与 MAOIs 同时服用或在停用氟西汀后短期内服用 MAOIs 可能导致严重的不良反应，如高热、强直、肌肉痉挛、自主神经功能不稳，伴有生命体征的快速波动以及精神状态的改变，极度激越，可发展为谵妄和昏迷甚至死亡。近期曾经服用或正在服用氟西汀的患者若同时服用过量的三环抗抑郁药，应密切观察并延长观察期。因为三环抗抑郁药或其活性代谢产物的蓄积有可能增加产生毒性反应的概率。

4. 帕罗西汀

帕罗西汀可以治疗各种类型的抑郁症，包括伴有焦虑的抑郁症及反应性抑郁症。口服后吸收良好，食物不影响峰值血药浓度。生物利用度为 50%，帕罗西汀与血浆蛋白结合的主要代谢途径是氧化和甲基化，未发现活性同工酶 2D6 达到饱和。主要经肾脏随尿排出，少数从粪便排出。帕罗西汀的半衰期约为 20 小时（单次或多次用药）。帕罗西汀是临床上治疗焦虑障碍应用最广泛的一种药物，美国 FDA 批准用于 5 种焦虑障碍（GAD、PD、OCD、SAD、PTSD）。

禁忌证　①对帕罗西汀过敏者禁用；②严重心、肾病患者慎用；③禁与单胺氧化酶、氯米帕明、色氨酸联用；④慎与锂盐、抗心律失常药、降糖药联用。

不良反应　帕罗西汀比较安全，不良反应少而轻微，对各脏器的功能影响较小。常见不良反应包括消化和中枢神经系统的。临床对照研究观察到的不良反应为恶心、嗜睡、出汗、震颤、乏力、失眠、口干、性功能障碍（包括阳痿、射精障碍）、头晕、便秘、腹泻和食欲下降。多数不良反应的强度和频率随用药的时间而降低，通常不影响治疗。

药物相互作用　尽管本品不会增加酒精引起的智力和运动能力的损害，但服用本品的患者应避免饮酒。与大多数抗抑郁药一样，本品不能与 MAOIs 合用。服用本品前后 2 周内不能使用 MAOIs。当本品和锂盐合用时应慎重，并监测血锂浓度。本品与苯妥英钠合用,会降低本品的血药浓度,增加不良反应的发生。本品与抗惊厥药物合用时,也可增加不良反应的发生。本品和华法林可能有药代动力学方面的相互作用,使得凝血酶原时间改变而增加出血,因此凡接受口服抗凝血药物治疗的患者,慎重使用。和其他抗抑郁药包括 5 - HT 选择性抑制剂一样,本品抑制肝细胞色素 P450 同工酶 CYP 2D6,合并用药时,由此种同工酶代谢的那些药物的血浆浓度升高,其临床意义尚未明确,合并用药时应慎重。这些药物包括某些 TCAs(如去甲替林、阿米替林、丙米嗪、地昔帕明);吩噻嗪类抗精神病药(如奋乃静、硫利达嗪);IC 类抗心律失常药(如普罗帕酮、氟卡尼)。

5. 舍曲林

舍曲林在体外是神经元强效和特异性 SSRI,能导致动物体内 5 - HT 效应的增强,从而产生抗抑郁作用。舍曲林对去甲肾上腺素及多巴胺的神经元再摄取仅有极轻微的影响。在 50～200 mg 剂量范围内舍曲林表现出与用药剂量成正比的药代动力学特性。在男性,舍曲林每日口服 1 次,每次 50～200 mg,连续用药 14 天后,服药 4.5～8.4 小时人体血药浓度达峰值。舍曲林主要通过肝脏代谢,血浆中的主要代谢产物 N-去甲基舍曲林的药理活性在体外明显低于舍曲林,约是舍曲林的 1/20,没有证据表明其在抑郁模型体内有药理活性,它的半衰期是 62～104 小时。舍曲林和去甲基舍曲林在人体内大部分被代谢。其最终代谢产物从粪便和尿中排出,少量($<0.2\%$)以原形从尿中排出。给药 7 天左右可见疗效,完全的疗效则在服药的第 2～4 周显现,对强迫症患者则可能需要更长时间才能出现疗效。

禁忌证　对舍曲林及其代谢产物或任一辅料过敏者禁用。禁忌与非选择性、不可逆 MAOIs 合用。

不良反应　　治疗抑郁症和强迫症的多种药物剂量研究中,与安慰剂组相比,舍曲林可能引起的不良反应有恶心、腹泻(稀便)、厌食、消化不良、震颤、头晕、失眠、嗜睡、多汗、口干及性功能障碍(在男性主要表现为射精延迟)。

　　药物相互作用　　已有临床报道盐酸舍曲林合并 MAOIs(包括选择性 MAOI 及可逆性 MAOI)治疗会出现严重的不良反应,甚至致命。有些病例类似 5-羟色胺综合征的表现。服用 MAOIs 时或停用 MAOIs 14 天内不能服用舍曲林;同样,舍曲林停用后也需14 天以上才能进行 MAOIs 治疗。舍曲林可抑制中枢神经系统对5-HT 的再摄取,故与增加 5-羟色胺神经传导作用的药物(如色氨酸或芬氟拉明)合用时应慎重,避免出现可能的药效学相互作用。

6. 西酞普兰

　　西酞普兰主要治疗抑郁性精神障碍(内源性及非内源性抑郁),是 SSRI,口服生物利用度大约为 80%。每日服用后,可在2~4 小时内达到最高血浆水平,与蛋白质结合率<80%。药物和代谢产物可穿过胎盘屏障,在胎儿的分布与母体相似。哺乳期妇女服药会有少量药物及其代谢物通过母乳进入婴儿体内。药物半衰期大约为一天半,通过尿液及粪便排出。

　　禁忌证　　对西酞普兰及其代谢产物或任一辅料过敏者禁用。禁忌与非选择性、不可逆 MAIO 合用。

　　不良反应　　不良反应通常很少、很轻微,且短暂。最常见的有恶心,出汗增多,流涎减少,头痛和睡眠时间缩短。通常在治疗开始的第 1~2 周比较明显,一般随着抑郁状态的改善逐渐消失。在个案中曾观察到癫痫发作。在心搏缓慢的患者中,可使治疗更复杂。

药物相互作用　服用 MAIOs 的患者不可同时服用西酞普
兰,停用 MAIOs 2 周后方可使用西酞普兰。

7. 艾司西酞普兰

艾司西酞普兰是西酞普兰的 S 消旋异构体,是由 R-西酞普兰
和 S-西酞普兰以 1:1 的比例合成。动物实验显示,R-西酞普兰
对 5-羟色胺再摄取抑制剂转运体的抑制活性较弱,且呈剂量依赖
性拮抗大鼠皮质 S-西酞普兰对 SSRI 转运体的抑制作用,而且在
动物模型中发现 S-西酞普兰具有抗焦虑和抗抑郁效果。艾司西
酞普兰口服吸收良好,不受进食影响。口服给药后约 4 小时达到
血浆峰浓度,分布容积约为 12 L/kg,西酞普兰的血浆清除率约为
330 ml/h,其中 20% 为药物原形。血浆中主要以母体药物为主,
DCT 和 DDCT 的浓度分别约为艾司西酞普兰的 50% 和 10%。母
体药物抑制 SSRI 再摄取的强度约为其代谢产物的 8 倍以上。半
衰期接近 35 小时,药代动力学呈线性,在常规剂量范围(10~
60 mg/d)与剂量成比例。达稳态时,受试者服用艾司西酞普兰
20 mg/d 和 60 mg/d 时,艾司西酞普兰的平均血浆浓度分别是
120 mmol/L 和 367 mmol/L。

禁忌证　对艾司西酞普兰及其代谢产物或任一辅料过敏者禁
用。禁忌与非选择性、不可逆 MAOI 合用。

不良反应　艾司西酞普兰的耐受性较好。最常见的不良反应
为恶心、口干、嗜睡、出汗、震颤、腹泻和射精异常。研究报道,艾司
西酞普兰治疗组鼻炎和鼻窦炎的发生率分别为 5% 和 3%(安慰剂
组分别为 4% 和 2%),艾司西酞普兰对心率或血压、血液系统几乎
没有影响,不良反应多发生在开始治疗的第 1~2 周,持续治疗后
不良反应的严重程度和发生率都会降低。

药物相互作用　在选择性 SSRI 中,西酞普兰和艾司西酞普兰

引起的药物不良反应最小,因为它对细胞色素 P450 同工酶系统的作用比较温和。合并使用地高辛和西酞普兰或艾司西酞普兰在健康志愿者中没有产生明显的药物相互作用。禁止西酞普兰与 MAOIs 合用,可能引起 5-羟色胺综合征。

8. 度洛西汀

盐酸度洛西汀是一种选择性的 5-羟色胺和去甲肾上腺素再摄取抑制剂,通过抑制 5-HT 和 NE 再摄取来提高这些神经递质的含量,起到抗抑郁的作用。度洛西汀对抑郁症的其他躯体症状如全身疼痛和胃肠道功能紊乱有疗效,因而比目前的抗抑郁药物具有优势。度洛西汀主要经肝脏代谢,涉及两种细胞色素 P450 同工酶 CYP 2D6 和 CYP 1A2。度洛西汀口服后吸收完全,6 小时后达到最大血药浓度,一般于服药 3 天后达到稳态血药浓度。

禁忌证　已知对度洛西汀或产品中任何非活性成分过敏的患者。禁与 MAOIs 和其他 SSRI 的激活剂联用。未经治疗的闭角型青光眼患者禁用。

不良反应　主要不良反应为胃肠道和中枢神经系统的症状。胃肠道症状表现为恶心、口干、便秘、腹泻和呕吐、食欲减退,并能观察到体重下降、给药后疲乏。神经系统症状表现为嗜睡、震颤、出汗增多、潮红、视物模糊、失眠等。少数患者有性功能方面的不良反应。

药物相互作用　①本药与 MAOIs 均抑制 SSRI 代谢,两药合用易出现严重的不良反应,如中枢神经毒性或 5-羟色胺综合征(其临床表现为高血压、高热、肌阵挛、激惹及烦躁不安、反射亢进、出汗、寒战及震颤),甚至死亡。禁止本药与 MAOIs 合用;停用 MAOIs 14 天后才能使用本药;停用本药 5 天后才能使用 MAOIs。②卷曲霉素、依诺沙星、氟伏沙明及奎尼丁可抑制本药的代谢,增加本药血药浓度(或生物利用度)及毒性,两者合用须监测不良反应,需要时减少本药剂量。③本药与氟西汀、帕罗西汀合用,互相抑制代谢,两药的生物利用度、血药浓度均增加,发生严重不良反应的危险性增加,合用时应调整两药的剂量。④本药可抑制 TCAs(如阿米替林)的代谢,两者合用,本药可增加后者的血药浓度及毒性。如必须合用,应密切监测 TCAs 的血药浓度、中毒的症状及体征(如抗胆碱能作用、过度镇静、意识混乱及心律失常)。⑤本药可抑制吩噻嗪类药(如奋乃静)的代谢,增加后者的血药浓度及毒性(如过度镇静、意识障碍、心律失常、直立性低血压、高热及锥体外系反应)。两者合用应监测不良反应,必要时减少剂量。⑥本药可抑制硫利达嗪的代谢,增加后者血药浓度及心脏毒性(如QT 间期延长、尖端扭转性室性心动过速、心脏停搏),两者不应合用。⑦本药可抑制 Ic 类抗心律失常药的代谢,增加后者的血药浓度及心脏毒性。两者合用应密切监测 Ic 类抗心律失常药的血药浓度及心电图。⑧本药与中枢神经系统抑制剂合用,可引起精神运动性障碍恶化,禁止合用。⑨食物不影响本药的血药峰浓度,但可减慢吸收,并降低吸收度 10%。

9. 文拉法辛

文拉法辛为二环结构,有普通型制剂及缓释剂两种。具有 5-HT 和 NE 双重再摄取抑制作用,对 M1、H1、A1 受体作用轻微,不良反应较少,起效相对较快,对焦虑障碍伴有明显抑郁和躯体症状的患者有较好的治疗作用。文拉法辛口服易吸收,主要代谢产物为去甲基文拉法辛,血浆蛋白结合率仅为 27%,因而极少引起与蛋白质结合率高药物之间的置换作用。普通型制剂半衰期短,为 4~5 小时,故每日应分次给药;缓释剂可每日 1 次给药,主要代谢产物经肾脏由尿排出。

禁忌证　对本品过敏者及正在服用MAOIs者禁用。

不良反应　通常在治疗早期发生,部分存在剂量相关性。常见的不良反应有恶心、呕吐、头痛、虚弱、出汗、嗜睡、失眠、头晕、口干、焦虑、厌食、体重下降、皮疹、男性射精异常或阳痿。少见的不良反应有心动过速、血压升高及肾功能异常、血清胆固醇轻度升高、视力模糊、可逆性骨髓抑制。

药物相互作用　本品与MAOIs合用将产生严重的甚至致命的不良反应。使用MAOIs的患者须停药14天后方可使用本品,使用本品的患者须停药7天后方可使用MAOIs。本品与西咪替丁合用,可使文拉法辛清除率降低。本品对细胞色素P450同工酶2D6有弱的抑制作用,因此有和其他通过此酶代谢的药物发生相互作用的可能。

10. 米氮平

米氮平的活性成分是作用于中枢的突触前 α_2 受体拮抗剂,以增强肾上腺素能的神经传导。它通过与中枢的 5 - 羟色胺(5 - HT_2,5 - HT_3)受体相互作用,起调节 5 - HT 的功能。米氮平的2种旋光对映体都具有抗抑郁活性,左旋体阻断 α_2 和 5 - HT_2 受体,右旋体阻断 5 - HT_3 受体。米氮平有镇静作用、较好的耐受性,几乎无抗胆碱能作用,其治疗剂量对心血管系统无影响。口服米氮平后其活性成分很快被吸收(生物利用度约为50%),约2小时后血药浓度达到高峰,约85%与血浆蛋白结合。平均半衰期为20～40小时,偶见长达65小时;在年轻人中也偶见较短的半衰期。半衰期的大小适合将服用方式定为每日1次。血药浓度在服药3～4天后达到稳定,此后无体内聚积现象。在所推荐的剂量范围内,米氮平的药代动力学形式为线性。米氮平大多被代谢并在服药后几天内通过尿液和粪便排出。其主要生化方式为脱甲基及氧化反应在先,随后是结合反应。脱甲基后的代谢产物与原化合物一样仍具药理活性。成人治疗起始剂量为 15 mg/d,逐渐加大剂量至获最佳疗效,有效剂量通常为 15～45 mg/d。

禁忌证 对米氮平过敏者禁用。

不良反应 由于患抑郁症患者常会表现出一些由疾病本身引起的症状,因此哪些不良反应是由米氮平所引起的尚无法区分。最常见的不良反应为食欲增加,体重增加,打瞌睡,镇静,通常发生在服药后的前几周(此时减少剂量并不能减轻不良反应,反而会影响其抗抑郁效果)。在极少的情况下,有可能发生直立性低血压,躁狂症,惊厥发作,震颤,肌痉挛,水肿及体重增加,急性骨髓抑制(嗜红细胞增多,粒细胞缺乏,再生障碍性贫血以及血小板减少症),血清转氨酶水平增加,药疹等。

药物的相互作用 ①米氮平可加重酒精对中枢的抑制作用,因此在治疗期间应禁止饮酒。②2 周之内或正在使用 MAOIs 的患者不宜使用米氮平。③米氮平可能加重苯二氮䓬类药物的镇静作用,两药合用时应予注意。

11. 阿戈美拉汀

阿戈美拉汀既是首个褪黑素受体激动剂,也是 5 - HT$_{2C}$ 受体拮抗剂。动物实验与临床研究表明该药有抗抑郁、抗焦虑、调整睡眠节律及调节生物钟的作用。阿戈美拉汀口服后吸收快速且良好(≥80%)。绝对生物利用度低(口服治疗剂量<5%),个体间差异较大。与男性个体相比,女性的生物利用度较高。口服避孕药会增加药物的生物利用度,而吸烟会使生物利用度降低。服药后1～2 小时内达到血浆峰浓度。在治疗剂量范围内,阿戈美拉汀的暴露随剂量升高而成比例地增加。高剂量时,首过效应达到饱和。正常进食(标准饮食或高脂饮食)不影响阿戈美拉汀的生物利用度

或吸收率;高脂饮食会增加个体差异。

禁忌证 对活性成分或任何赋形剂过敏的患者禁用。乙肝病毒携带者/患者、丙肝病毒携带者/患者、肝功能损害患者(即肝硬化或活动性肝病患者)禁用。禁止与强效 CYP 1A2 抑制剂(如氟伏沙明、环丙沙星)合用。

不良反应 常见的不良反应有头痛、头晕、嗜睡、失眠、偏头痛、恶心、腹泻、便秘、上腹部疼痛、多汗、背痛、视觉疲劳等。

药物相互作用 阿戈美拉汀主要经细胞色素 P450 1A2(CYP 1A2)(90%)和 CYP 2C9/19(10%)代谢。与这些酶有相互作用的药物可能会降低或提高阿戈美拉汀的生物利用度。氟伏沙明是强效 CYP 1A2 和中度 CYP 2C9 抑制剂,可明显抑制阿戈美拉汀的代谢,使阿戈美拉汀的暴露量增高 60 倍(范围 12～412)。因此,阿戈美拉汀禁止与强效 CYP 1A2 抑制剂(如氟伏沙明、环丙沙星)联合使用。阿戈美拉汀与雌激素(中度 CYP 1A2 抑制剂)合用时,暴露量会增加数倍。尽管 800 名同时使用雌激素的患者均未显示出特异的安全性问题,在获得进一步临床经验前,同时处方阿戈美拉汀和中度 CYP 1A2 抑制剂(如普萘洛尔、格帕沙星、依诺沙星)时应谨慎。

12. 安非他酮

安非他酮属于氨基酮类抗抑郁药,是一种消旋混合物,为多巴胺与去甲肾上腺再摄取抑制剂。安非他酮的药代动力学曲线呈二室模型。终末相平均半衰期为 21 小时(±20%),分布相平均半衰期为 3～4 小时。安非他酮口服用药后仅小部分能够被吸收,2 小时内达血药峰浓度。安非他酮在人体内被广泛代谢,通过叔丁基羟基化和(或)羧基的还原反应而产生 3 种有活性的代谢产物:羟安非他酮、苏氨酸氢化安非他酮和赤藓糖氢化安非他酮。安非他酮侧链氧化形成甘氨酸-间氯过氧苯甲酸共聚物,后者为尿中最主要的代谢物。体外试验显示,细胞色素 P450 2D6 是参与羟安非他酮形成的主要同工酶,而细胞色素 P450 同工酶并不参与苏氨酸氢化安非他酮的形成。

禁忌证 ①有癫痫病史者禁用。②正在使用其他含有安非他酮成分药物的患者禁用。③贪食症或厌食症的患者禁用。④对安非他酮或本品所含任一成分过敏者禁用。⑤突然戒酒或者停用镇静剂的患者禁用。⑥不能与 MAOIs 合并使用,MAOIs 与本品的服用间隔至少应为 14 天。

不良反应 据国外文献报道,服用安非他酮常见的不良反应有激越、口干、失眠、头痛/偏头痛、恶心/呕吐、便秘和震颤。2 400 例受试人群(包括患者和健康志愿者)中约 10% 因不良反应而终止用药。常见神经精神系统紊乱(占 3.0%),主要是激越和精神失常;胃肠道功能紊乱(占 2.1%),主要是恶心、呕吐;神经系统功能紊乱(占 1.7%),主要是癫痫、头痛和睡眠失调;皮肤不适(占 1.4%)。值得注意的是部分不良反应发生是由推荐剂量之上的用药量引起的。

药物相互作用 体外试验表明,安非他酮主要是由 P450 2D6 同工酶所代谢,因此与其他影响 P450 2D6 同工酶药物存在潜在的交互作用。例如,有些药物可以诱导安非他酮的代谢(如卡马西平、苯巴比妥、苯妥英),有些药物可以抑制安非他酮的代谢(如西咪替丁)。安非他酮与其他由 CYP 2D6 酶代谢的药物合用时应当慎重,这些药物包括某些抗抑郁药物(如去甲替林、丙米嗪、地昔帕明、帕罗西汀、氟西汀、舍曲林),抗精神病药物(如氟哌啶醇、利培酮、硫利达嗪),β-受体阻断剂(如美托洛尔),Ic 类抗心律失常药物(如普罗帕酮、氟卡胺),同时在合并治疗时应当使用最小剂量。动物实验显示,MAOIs 苯乙肼可以增加安非他酮的急性毒性。临床资料表明,同时使用安非他酮和左旋多巴后,不良反应发生率可能升高。本品与降低癫痫发作阈值的药物(如抗精神病药物,抗抑郁药物,茶碱,全身应用类固醇等)联合应用时应极其小心。

13. 丙咪嗪

丙咪嗪又称米帕明,为常用 TCAs。丙咪嗪能阻止神经末梢突触前膜对去甲肾上腺素、5-羟色胺再摄取抑制剂的再摄取,使突触膜间隙这 2 种递质的含量增加,从而发挥抗抑郁作用。丙咪嗪还能提高中枢神经系统中 NE 受体和 5-HT 受体的敏感性。临床用于治疗各种类型的抑郁症,对内源性抑郁症、反应性抑郁症疗效好,对更年期抑郁症、神经症的抑郁及强迫症状也有效,尚可用于小儿遗尿症。口服,起始剂量每次 25 mg,每日 3 次;逐渐增加至每次 50 mg,每日 3~4 次。维持剂量每日 75~150 mg。青少年和老年患者的推荐剂量每次 10 mg,每日 3 次。治疗儿童遗尿症,6~12 岁,每日 25 mg;>12 岁,每次 50 mg,睡前服。口服吸收良好,2~8 小时血药浓度达峰值,广泛分布于全身各组织。血浆蛋白结合率为 89%~94%,半衰期为 8~19 小时。在肝脏通过首过代谢,并主要以代谢物形式从尿中排出,亦能随乳汁排出。

不良反应 主要不良反应为口干、心动过速、出汗、视力模糊、眩晕,有时出现便秘、失眠、精神紊乱、胃肠道反应、荨麻疹、震颤、心肌损害、直立性低血压,偶见白细胞减少。服药期间忌用升压药。高血压、动脉硬化、青光眼患者慎用。癫痫患者、孕妇忌用。用量较大或长期用药者应检查白细胞计数及肝功能。

药物相互作用 本品及其他三环抗抑郁药能增强去甲肾上腺素等拟交感神经药的升压作用,故治疗期间禁用升压药。与MAOIs 合用可引起兴奋、惊厥等严重反应。TCAs 能抑制肾上腺素能神经元摄取胍乙啶、苄胍等,阻断后者的降压作用,故应改用其他类型的降压药。巴比妥类能促进三环抗抑郁药的代谢,降低其抗抑郁作用。

14. 氯米帕明

本品为 TCAs。其作用机制是抑制神经元对 NE 和 5 - HT 的再摄取;抑制 5 - HT 的再摄取作用比其他 TCAs 抗抑郁强;能加强肾上腺素和去甲肾上腺素的升压作用。适用于治疗各种抑郁状态,包括内因性(单相型、双相性、更年期)、外因性(反应性、神经症性)、体因性(躯体疾病性、药物性)抑郁症和强迫症。口服,成人每日 3 次,起始剂量为 1 片(25 mg)(老人、儿童酌减),一周内加到最适宜治疗量。最高剂量成人为每日 10 片(250 mg),儿童或青年每日 8 片(200 mg),或遵医嘱。本品口服可完全吸收,每日口服 75 mg,第 1~2 周血清浓度为 20~38 ng/ml,蛋白质结合率为 97.6%,消除的 β 相血清半衰期为 21 小时。2/3 在尿中以水溶性结合物形式排出。

禁忌证 严重心、肝、功能障碍者,外周血象明显异常者,癫痫、青光眼患者,孕妇禁用或慎用。服用 MAOIs 或甲状腺治疗的患者禁用本品。

不良反应 在治疗初期可能产生抗胆碱能作用,如多汗、口干、震颤、眩晕、视力模糊、运动失调、排尿障碍,一般几天后即可自行消失或减少用量后消失。大剂量用药偶尔发生的反应,如心脏传导阻滞、心律不齐、失眠、焦虑等。

药物相互作用 ①本品与舒托必利合用,有增加室性心律失常的危险,严重者可至尖端扭转心律失常。②本品与乙醇或其他中枢神经系统抑制药合用,中枢神经抑制作用增强。③本品与肾上腺素、去甲肾上腺素合用,易致阵发性高血压及心律失常。④本品与可乐定合用,后者抗高血压作用减弱。⑤本品与抗惊厥药合

第十一章　附　录

231

用,可降低抗惊厥药的作用。⑥本品与氟西汀或氟伏沙明合用,可增加两者的血药浓度,出现惊厥,不良反应增加。⑦本品与阿托品类药物合用,不良反应增加。

15. 多塞平

盐酸多塞平作用于神经元,影响神经冲动的传导,有显著的抗抑郁、抗焦虑和镇静作用,能加强苯丙胺的兴奋作用,拮抗利血平的镇静、肌肉松弛及抗胆碱能作用。抗焦虑作用一般几天内显效,抗抑郁作用需 1 周以上显效。口服,起始剂量每次 25 mg,每日 3 次,逐渐增至每次 50 mg,每日 3 次。较大剂量可达每日 300 mg。也可每日 1 次,晚间服。口服易吸收,4 小时血药浓度达峰值。吸收后分布全身,广泛与血浆和组织蛋白结合。半衰期为 8~24 小时,在肝脏首过代谢,为去基多塞平。多塞平及去甲基多塞平进一步代谢,主要以代谢物形式从尿中排出。

禁忌证 对多塞平过敏、严重肝功能不全、青光眼、心肌梗死恢复期、甲状腺功能亢进、尿潴留、谵妄、躁狂等患者禁用。

不良反应 ①少数患者可有轻度兴奋、失眠、口干、便秘、视物模糊等,某些症状可在继续用药中自行消失。②局部外用也可出现困倦和其他系统反应。最常见的局部反应是烧灼感与针刺感。

药物相互作用 ①本品禁止与 MAOIs(如吗氯贝胺、氯吉兰、司来吉兰等)合用,因易发生致死性 5-羟色胺综合征(表现为高血压、心动过速、高热、肌阵挛、精神状态兴奋性改变等)。②与 CYP 2D6 抑制剂(如奎尼丁、西咪替丁、帕罗西汀、舍曲林、氟西汀等)合用,会增加本品的血药浓度,延长半衰期。③与肝药酶诱导剂(如苯妥英、巴比妥类药物、卡马西平等)合用,会使本品的血药浓度降低,清除率加快。④与抗胆碱类药物或抗组胺药物合用,会产生阿托品样作用(如口干、散瞳、肠蠕动降低等)。⑤与香豆素类药物

（如华法林）合用,会使抗凝药物的代谢减少,出血风险增加。⑥与奈福泮、曲马多、碘海醇合用,会增加癫痫发作风险。⑦与甲状腺素制剂合用,易发生增强作用,引起心律失常,甚至产生毒性反应。⑧与拟肾上腺素类药物合用,升压作用被增强。

主要参考文献

［1］ 于欣,方贻儒.中国双相障碍防治指南.第 2 版［M］.北京:中华医学电子音像出版社,2015.

［2］ 柳文华,张兰,殷宏,等.中国西北地区汉族人群 5-羟色胺 2A 受体启动区多态性与心境障碍发病、性别、症状、自杀的相关性［J］.西安交通大学学报(医学版),2012,33(2):152-155.

［3］ 隋净净,庞剑月,曹素霞,等.汉族人群磷酸二酯酶-4A 基因单核苷酸多态性与双相障碍的关联分析［J］.中华行为医学与脑科学杂志,2015,24(1):35-37.

［4］ 张晨,汪作为,吴志国,等.锌指蛋白 804A 基因与中国汉族双相障碍及其亚型的关联分析［J］.中华精神科杂志,2015,48(5):279-283.

［5］ 李喆,杨晓蓉,李涛.双相障碍与躯体疾病共病的研究进展［J］.中国神经精神疾病杂志,2015,(2):122-125.

［6］ 陆林,沈渔邨.精神病学.第 6 版［M］.北京:人民卫生出版社,2018.

［7］ 王金荣,王德平,沈渔邨.中国七个地区情感性精神障碍流行病学调查［J］.中华精神科杂志,1998,31(2):75-77.

［8］ 苏晖,江开达,徐一峰,等.抑郁症首次发病患者治疗前后认知功能的研究［J］.中华精神科杂志,2006,39(1):20-22.

［9］ 沈辉,陈美娟,张毅,等.稳定期双相障碍 I 型患者认知功能及其相关因素研究［J］.精神医学杂志,2013,26(4):253-256.

［10］ 杨婵娟,周婷,老帼慧,等.早发与晚发双相障碍 I 型稳定期的认知功能损害特点［J］.中国神经精神疾病杂,2015,41(2):76-81.

［11］ Kessing LV, Vradi E, Andersen PK. Life expectancy in bipolar disorder. Bipolar Disord,2015,17(5):534-548.

［12］ Mathers CD. Global burden of disease in 2002:data sources, methods and results ［M］. Bull World Health Organ,2003:52-56.

［13］ Stimmel GL. Economic grand rounds:the economic burden of bipolar disorder ［J］. Psychiatry Serv,2004,55(2):117-118.

［14］ Stender M，Bryant-Comstock L，Phillips S. Medical resource use among patients treated for bipolar disorder：a retrospective，cross-sectional，descriptive analysis ［J］. Clin Ther，2002，24（10）：1668－1676.

［15］ Hu TW，He YL，Zhang MY，et al. Economic costs of depression in China［J］. Social Psychiatry and Psychiatric Epidemiol，2007，43（2）：110－116.

［16］ Hirschfeld RMA，Klerman GL，Keller MB，et al. Personality of recovered patients with bipolar affective disorder［J］. J Affect Disord，1986，11（1）：81－89.

［17］ Hirschfeld RMA，Klerman GL，Lavori P. Personified of first onset of major depression ［J］. Ach General Psychiatry，1989，46（4）：345－350.

［18］ Jaln U，Blais MA，Otto MW，et al. Five-factor personality traits in patients with seasonal depression：Treatment effects and compare-isons with bipolar patients［J］. J Affect Disord，1999，55（1）：51－54.

［19］ 卫生部疾病控制司,中国疾病预防控制中心精神卫生中心,中华医学会精神病学分会,等.中国双相障碍防治指南［M］.北京：北京大学医学出版社,2003.40－41.

［20］ 李凌江,陆林.精神病学.第3版［M］.北京：人民卫生出版社,2015.

［21］ Shekhar S，Benedetto S. The ICD－10 classification of mental and behavioural disorders［M］. World Health Organ，1993.

［22］ 王飙,王祖承.抑郁症患者残留症状的治疗以及对抑郁复发的影响［J］.中国新药与临床杂志,2005,24(9)：680－683.

［23］ 江开达.精神病学.第2版［M］.北京：人民卫生出版社,2010.

［24］ 段艳平,刘艳红,陈林,等.双相障碍与复发性抑郁障碍患者前驱症状临床特点分析［J］.中华精神科杂志,2015,48(5)：260－265.

［25］ 陈小帆,丁万涛.双相障碍的人际社会节奏治疗［J］.国际精神病学杂志,2014,(2)：103－106.

［26］ 韩冬梅,王伟.探讨不同停药方法对抑郁症治疗缓解后复发情况的影响［J］.临床研究,2018,26(08)：84－85.

［27］ 江开达.精神障碍药物治疗指导［M］.北京：人民卫生出版社,2016.

［28］ Yang G，Wang Y，Zeng Y，et al. Rapid health transition in China，1990－2010：findings from the global burden of disease study 2010［J］. Lancet，2013，381(9882)：1987－2015.

［29］ Marin H，Menza MA. Specific treatment of residual fatigue in depressed patients [J]. Psychiatry (Edgmont), 2004,1(2):12-18.

[30] 朱建峰,金卫东.抗抑郁药物的不良反应[J].医药导报,2018,37(10):
1198-1202.

[31] 陈正昕,王鹤秋,金卫东.米氮平与选择性5-羟色胺再摄取抑制剂治疗
抑郁症引起性功能障碍国内文献 Meta 分析[J].中华男科学杂志,
2008,14(10):896-899.

[32] MacDaniels JS, Schwartz TL. How to control weight gain when
prescribing antidepressants: Address diet and exercise first, then
consider switching antidepressants or prescribing an adjunctive agent
[J]. Curr Psychiatry, 2016,15(6):30-32,35-36,39-39,47-48.

[33] 施慎逊.关注孕妇抑郁发作时抗抑郁药的应用[J].中华精神科杂志,
2014,47(4):193-194.

[34] Kim J, Farchione T, Potter A, et al. Esketamine for treatment-
resistant depression-first FDA-approved antidepressant in a new class
[J]. N Engl J Med, 2019,381(1):1-4.

[35] Duncan George, Verònice Gálvez, Donel Martin, et al. Pilot
randomized controlled trial of titrated subcutaneous ketamine in older
patients with treatment-resistant depression [J]. Am J Geriatric
Psychiatry, 2017,25(11):1199-1209.

[36] 李艳秋.该看精神科医生,还是心理医生[J].家庭医生,2014,20:
17-19.

[37] 张远,何霞,喻冬柯.精神类药物的药物基因组学研究进展与临床应用
[J].实用药物与临床,2015,18(6):729-733.

[38] American Psychiatric Association. Diagnostic criteria from DSM-5
[M]. Washington: American Psychiatric Association, 2013.

[39] 郭晓曦.双相障碍诊断的挑战与相关研究进展[J].济宁医学院学报,
2015,38(3):194-196.

[40] Disease GBD, Injury I, Prevalence C. Global, regional, and national
incidence, prevalence, and years lived with disability for 310 diseases
and injuries, 1990-2015: a systematic analysis for the global burden of
disease study 2015 [J]. Lancet, 2016,388(10053):1545-602.

[41] Collins PY, Joestl SS. Grand challenges in global mental health
[J]. Nature, 2011,475(7354):27-30.

[42] 沈渔邨,陆林.精神病学.第6版[M].北京:人民卫生出版社,2018.

[43] 李凌江,马辛.中国抑郁障碍防治指南.第2版[M].北京:中华医学电
子音像出版社,2017.

[44] 范肖冬,汪向东,于欣,等.精神与行为障碍分类[M].北京:人民卫生出版社,1993.

[45] Scott T, Aaronson MD, Peter Sears, et al. A 5-year observational study of patients with treatment-resistant depression treated with vagus nerve stimulation or treatment as usual: comparison of response, remission, and suicidality [J]. Am J Psychiatry, 2017, 174 (7): 640 - 648.

[46] Berry SM, Broglio K, Bunker M, et al. A patient-level meta-analysis of studies evaluating vagus nerve stimulation therapy for treatment-resistant depression [J]. Med Devices (Auckl), 2013,6:17 - 35.

[47] Rush AJ, George MS, Sackeim HA, et al. Vagus nerve stimulation (VNS) for treatment-resistant depressions: a multicenter study [J]. Biol Psychiatry, 2000,47(4):276 - 286.

[48] Robert L. Leahy 著,张黎黎等译.认知治疗技术从业者指南[M].北京:中国轻工业出版社,2007.

[49] 魏东霞,谌新民.共情陪伴与留守儿童精神健康——基于 2010 年中国家庭追踪调查的实证研究[J].世界经济文汇,2018(5):74 - 93.

[50] 王智雄.哪些孩子容易抑郁?[N].保健时报,2016 - 09 - 29(10).

[51] 帕特里克·霍尔福德.孩子吃糖多可能更抑郁[N].北京科技报,2012 - 11 - 26(52).

[52] 李靖环.家庭因素对青少年抑郁的影响分析[J].科技资讯,2013,(1):227.

[53] 庚天琦,安妮,王喜今,等.双相心境障碍抑郁发作患病严重程度的影响因素分析[J].现代预防医学,2017,44(6):1145 - 1148.

[54] 陈建山,周婷,关力杰,等.双相障碍Ⅰ型核心家系认知功能遗传度研究[J].中国神经精神疾病杂志,2018,44(2):85 - 89.

[55] 孙双涛,牛威,沈佳懿,等.5 -羟色胺和胆固醇水平对抑郁症患者再次自杀风险评估的研究[J],精神医学杂志,2014,27(5):337 - 339.

图书在版编目（CIP）数据

谈"欣"解"忧"话心境/占归来主编. —上海：复旦大学出版社,2020.6(2025.3 重印)
（精中小哥哥系列科普）
ISBN 978-7-309-14912-8

Ⅰ.①谈… Ⅱ.①占… Ⅲ.①流行病学-普及读物 Ⅳ.①R18-49

中国版本图书馆 CIP 数据核字（2020）第 036579 号

谈"欣"解"忧"话心境
占归来 主编
责任编辑/贺 琦

复旦大学出版社有限公司出版发行
上海市国权路 579 号 邮编：200433
网址：fupnet@ fudanpress.com http://www.fudanpress.com
门市零售：86-21-65102580 团体订购：86-21-65104505
出版部电话：86-21-65642845
上海新艺印刷有限公司

开本 890 毫米×1240 毫米 1/32 印张 8.125 字数 197 千字
2025 年 3 月第 1 版第 2 次印刷

ISBN 978-7-309-14912-8/R · 1799
定价：36.00 元